聞き取り

もうひとつの隔離

ハンセン病療養所附属保育所に収容された子どもたちの人生

福岡安則
Yasunori Fukuoka

解放出版社

装幀◉上野かおる

目次

第1部　ハンセン病療養所附属保育所を生きて

第1部　ハンセン病療養所附属保育所を生きて

ハンセン病罹患者《りかんしゃ》の家族の人たちとは、お会いすること自体がむずかしかった。偏見差別の標的とされることを恐れて、身内にハンセン病に罹《かか》った人がいたこと、いることを、秘匿してきたからだ。

二〇一六年に「ハンセン病家族訴訟」が熊本地裁に五六〇人を超える原告によって提訴されて、状況が変わった。まだ大部分の家族が名前も顔も隠してはいるが、聞き取りをお願いすれば、思いの丈《たけ》を語ってくださるようになった。

第1部では、病気になった親がハンセン病療養所に隔離されることで、療養所の附属保育所（通所施設ではなく生活の場）に収容された子どもたちの体験、そしてその後の苦難の人生を紹介していきたい。《もうひとつの隔離》の物語である。

語りの再現で、（　）内は聞き手による補足。「変形《あれ》」といった表記は、語り手は「あれ」と発音し、聞き手がその意味を「変形」と聞き取ったことを示すための工夫である。

1 「本妙寺部落」狩り込みに遭う

一人目の語り手は、二〇一八年一二月に、私たち〔福岡安則と黒坂《くろさか》愛衣《あい》〕が大阪市内の弁護士事務所でお会いした女性Aさんである。彼女は一九三四年生まれ、聞き取り時点で八四歳。

国のハンセン病隔離政策が激しくなっていった一九四〇年七月九日、ハンセン病患者たちが集落を形成していた熊本市の「本妙寺《ほんみょうじ》部落」を官憲が襲った。そこに五歳の女の子としていたのが、Aさんであった。

問わず語り

私はいま息子と同居してますねんね。〔群馬県〕草津《くさつ》〔の栗生楽泉園《くりうらくせんえん》〕に父の友人が平成一五年（二〇〇三年）まで生きてはったから、子どもたちを連れて何回か行きましたわ。〔だから息子も〕群馬のおじさんが入ってたとこがハンセン病〔の療養所〕いうのは薄々知ってるんちがいますか。おじさんは、手が変形《あれ》してたからね。〔本人は〕「凍傷でこないなった」いうて〔偽りの説明をして〕ましたけどね。

物心ついたのは本妙寺部落

〔物心ついたのは熊本の本妙寺部落でした。親子で〕平屋の長屋に一緒に暮らしてたからね。本妙寺〔の石段のとこ〕で、よぉ遊んでました。七五三のとき、賑《にぎ》わうからね、あそこ。私も連れてってもらったような記憶がありますわ。コッポリ履いたんは覚えてます。

〔お父さんの仕事?〕いやぁ、なんかわかりませんね。お母さんは、ぜんぜんダメやわね。〔当時から〕義足だったかもわからへん。私を育てられへんから、隣の人が育てたいうてました。私は両親のほんとの子どもではないみたいですねん。

本妙寺部落《そこ》はね、やっぱり、よそから見たら、特殊な、部落やからね。ちょっとしたことでね、ような年じゃないもんね。どこかからもらってきて、父が自分の籍に入れてる。お母さんの年が、子どもを産む

〔私〕石を頭にぶつけられて〔すごい血が出て〕ね。昔は医者なんていてませんやん。〔お母さんが〕ニラを鎌で刈って、すり鉢で擂《す》って、それを血止めに載せたんを覚えてますねん。

昭和一五年の狩り込みで栗生楽泉園の保育所へ

〔昭和一五年(一九四〇年)の七月九日のこと〕覚えてます。朝早く、バァッと一斉にね、叩《たた》き

起《お》こされたいう感じやわねぇ。ほんで、ダァッと、トラックにみんな乗せられてね。着の身着のまま乗ったと思いますよ。幌《ほろ》みたいなのが付いてるし。ぜんぜん外は見えませんからね。ほんで、着いたところが草津。

そのトラック、ギュウギュウ詰めやった。四〇人は乗ったと思いますよ。私以外にも〔子どもが〕いました。ヨネちゃん、チエちゃん、ヒデちゃん。〔みんな〕沖縄の〔名字の〕人。一緒に草津に来たんやわ。

〔栗生楽泉園の保育所のときは、療養所の親との〕面会、ものすごく厳しかった。面会の日が決められて、こう、向かい合って、しよるような記憶があるんですけどね。〔そういうかたちで〕何回かは〔会えた〕けど、ほとんど会えてないと思いますわ。

私が一回ね、赤痢になったんですわ、保育所でね。それがお母さんの耳に入ったんかなぁ。赤痢は命が危ないからね。あとで聞いたんやけど、「Aが死によるわぁ」いうて、大きな声で喚《わめ》いてたって。「はよ行って、見てこないかぁん」て。

〔保育所には子どもたちが〕五〇〜六〇人いてたんじゃないですかぁ。岩田たまさんいう人が、そこの保育所の主任《しょちょう》さんでした。〔保育所での不公平な扱いは〕あんまりなかったと思いますわ、草津はね。〔先生に〕苛《いじ》められたとかそういうのはなかったですわ。〔岡山県の長島《ながしま》〕愛生園《あいせいえん》のほうが、ひどかった。

〔楽泉園の保育所の〕食べ物は、そんなに悪くはないですよ。ひもじい思いはしなかった。けっこう、よぉ遊んだわ。あそこは、トンボやとか、そういう自然があったからね。冬は雪で。藁沓《わらぐつ》履いて学校へ行ったの、覚えてる。ちょっと坂あがってったら、〔保育所の子だけが行く〕分校があったんや。戦時中で、学校の先生が、きつい、きつい先生やったわ。軍隊の先生がおってん。

〔保育所にも引かれていた〕温泉は好きでしたよ。硫黄《いおう》の温泉。臭うけどね。〔子どもが〕一人、亡くなってね、あそこで溺れて。私がかわいがってた子。私より下。〔あそこのお風呂〕けっこう深いからね。そやけども、そんなん、だれも言わへんもんなぁ。そんなこと言うたら、大事《おおごと》になるから。

〔保育所では〕よぉ用事させられた。まだ小さいのに、廊下掃除とか順番でさせるわけでしょ。おむつとかを干すの、お手伝いさせられた。おむつを干してるいうことは、赤ちゃん、いてたと思いますよ。

〔分校には〕小学校二年生か三年生ぐらいまで行ってたんちゃうかなぁ。私、三年生の中途か四年生ぐらいで、愛生園のほうに行った。愛生園はね、〔本妙寺〕部落で〔隣にいた〕人が〔連れていかれて〕いたから、うちの父も愛生園に行きたかってん。ほんで、愛生園に行きたいいう願いを出してたみたい。お母さんは、もう、そのとき亡くなってると思うねん。〔なぜか〕子どもの私だけが行くことになって。お父さんは許可が出なかったんです。お父さんも、もう年やったからね。〔そのとき〕ヨネちゃんとヒデちゃんらも〔愛生園の〕保育所に〔一緒に〕来たんやけどね、すぐ〔沖縄へ〕行っちゃった。

長島愛生園の附属保育所暮らし

〔長島愛生園の保育所は〕ひどかった。食べ物はない。〔そのうえ〕差別がひどかったな。〔保育所の先生に、子どもの〕好き嫌いがあるの。藤田さんいう主任《えんちょう》、はしかい（＝すばしこい）って言うんかな、ちゃっちゃっちゃっちゃっする、目立つ子は嫌いなんです。おっとりした子は、みな、かわいがられて。藤田のおかあさんは、厳しかってん。寝小便する子なんかがおってね。そういうのは、ものすごい厳しかったわなぁ。

で、毎日毎日が畑やからね。〔私ら〕開墾からやらされてん。しんどかったよ。保育所はね、自給自足ですねん。だから、開墾して、食料になるようなもの、なんでも植える。サツマイモとカボチャは、とくに植えたわね。麦も植えてました。寒《さぶ》いときに、麦踏み、やらされたん覚えてる。〔肥やしは〕人糞《じんぷん》でしょ。担桶《たご》いうのがあんねん。おんなしぐらいの背の子と組まされてな。あれを天秤《てんびん》で山の上まで運んで行かされんねん。たまに、背がちぐはぐでもね、させられるねん。困るねん。ザァーッと、担桶が滑る。嫌やったわぁ、ほんまに。で、小麦とか大麦、できますやん。そしたら、石臼みたいに、二人でね、ガチャンガチャンとやるわけや。あれも嫌やった。もう、重労働ばっかり。

自給自足やから山羊《やぎ》も豚も飼うてたな。鶏の餌《えさ》やり、朝早ぅ起きて、菜っ葉を刻んで餌つくる。豚はまた、豚の餌をあれする人がいててね。残飯をね。

〔学校は島の中の〕分校。先生がしょっちゅう替わってたわな。どっかから赴任してくる先生《ひと》もいれば、官舎の人、薬剤師のお嬢さんがね、体育とか教えてくれはった。

〔私たち保育所の子どもは、第一分校。ハンセン病になった子どもらの行く第二分校は、療養所の中に別に〕あったみたい。官舎の子たちは〔船に乗って〕裳掛《もかけ》小学校〔の本校〕に通ってたんや。お医者さんの子どもさんやとか官舎の人らの子どもは、明らかに、私らとは人種が違うんやと思ってた。

〔「らい病」が恐ろしい病気だってことを知ったのは〕愛生園へ来てからですね。〔私ら、光田《みつだ》氏反応の検査〕毎年やられたんちがうかな。痕がいっぱいありますよ。これ、消えしませんがな。だから、夏に〔二の腕〕見せる服、着られへん。みんなに「それ、どしたん?」聞かれるから。「光田氏反応して、感染してるかして へんか調べるんや。みな、せないかん」というのは、うちら聞いたけどね。私なんかの年代の子はぜんぶやられてるんちがう。〔そういう検査を受けていたから、いつか、自分もこの病気が出るんじゃないかと〕恐怖やったわなぁ。

大阪の白鳥寮へ

〔愛生園の〕眼科の先生のお母さんが県の児童課長さんしてたんや。偉いさんや。〔園内の中学を終えたあとは岡山市内のそのお宅に女中奉公。〕そっから夜学に行かしてもろうた。定時制〔高校〕。〔そやけど〕お嬢さんがいてはってん。その娘さんに縁談があったんじゃないですか。それで、私、「大阪の白鳥寮《はくちょうりょう》に行きなさい」って。

白鳥寮にも〔愛生園の〕藤田先生の第一の弟子みたいな人が来て。それも差別が激しい人でねぇ。〔愛生園の〕保育所から〔先生たちが〕白鳥寮へ移ってくるわけですよ。〔愛生園の〕保育所がなくなったからね。それがまたね、好き嫌いの激しい人ばっかりでね。嫉妬心は強いし。男の子はものすごいかわいがるねんけどね。女の子で、私らみたいな、夜学に一人でも行こうかぁいうような子は嫌いやねん。おとなしい子は好きなんや。ほんで、韓国の子はまた、ものすごい嫌われたわな。

大野〔悦子〕先生いう先生がいててね。もう、チョークがボーンと飛んだりな。鞭《むち》で、よぉ叩《たた》かれてた子おったで。そんな時代やってん。

私、働きながら〔定時制高校へ通ってるとき〕結核になった。〔白鳥寮の〕掛かりつけの阪大〔病院〕のお医者さんのお世話で、半年ほど、山の奥の療養所に隔離。私、ほら、昼間は薬品会社で働いてて、社会保険があったから〔入院治療費〕タダやってん。

両親の病歴を隠しつづけて

青春時代は、ほんとに暗い青春時代やったね。その時分「ハンセン病」なんて言いませんやん。「らい病、らい病」言いましたんや。ちょっとでも「あの人、親戚にらい病がおるらしいで」いうような噂《うわさ》があったらね、もう大変なことになりますやん。

〔二〇歳のころ〕ある人の紹介で、「田舎の子で、真面目やから」いうて、お見合いしたんですけどね。親はちゃんとした人でね、そんな話がまとまるんやったらって、さっそく〔大阪に〕家を買ってくれたんですよ。〔でも、彼の勤め先の〕社長さんが「あかん」言うたんやて。社長さんが私のこと調べたんちゃいますの。ほれ、私が親もきょうだいもいてないいう自体が、おかしいと思いますねん。〔社長さんに逆らったら〕その人も会社におられへんことになるしね。それっきり。

〔私は結婚は諦めていたけど、結核療養所に入院してた人と知り合って。〕あの人も私も〔同じ結核という〕病気の経験もあるしね。〔結核も〕嫌われる病気やからね。〔相手の人は〕韓国の人。日本名やったけど、義父《おじいちゃん》がね、もう、バリバリのね。だから〔韓国人いうことは〕わかってました。おじいちゃん、また、いい人でしてん。「自分とこの家は、あんたみたいに苦労した人じゃないと勤まらへんから、来てくれ、来てくれ」って、すごい言われて。

主人は、働くのは働くけど、長続きせぇへんねん。人に使われるのが好きじゃない人でね。自分から何かしたい思う人やったね。結婚してから、塗装の会社を立ち上げてね。そやけど、オイルショックであかんようになったんや。あの人、昭和四年（一九二九年）生まれ。韓国人いうので、私以上に苛められてね。話聞いただけで涙出たことありましたわ。そういう逆境のなかに育った人やからね。まぁね、そういう人と縁があったんやね。〔主人には〕結婚間近な女の人もいてはりましてんよ。主人とおんなし国の人でね。それも、なんか、破談になってね。まぁ、おじいちゃんがネックでしてん。主人のお父さん、明治生まれでね。むこうから渡ってきて、相当苦労した人でね。それで、韓国の人っていうのはすごく家柄を調べるんですわ。けっこうね、おじいちゃんの家柄はいい家柄ですねん。家柄がいい割合に貧乏でしょ。ほんなら相手は、なんぼ家柄がよくても、貧乏やし、ああいう頑固なおじいちゃんがおったら娘はやられへん。それで〔結婚が〕むつかしかったみたいですよ。だからもう、ぜんぜん、異色の、私でも……。おじいちゃんは、はじめはいい顔しなかった。「どこの馬の骨か知らんもん、連れてきた」言うて。

婚姻届、できなかったんですねん。〔外国人〕登録証〔の名前〕と〔本国にある戸籍上の〕本名とが違ったから。こっちで登録を作るときに、勝手に名前を一字、変えはったらしいわ。それがまぁ、よかったんですわ。子どもらみんなね、私の籍、名乗ってるから。〔日本国籍に〕なってるからね。

私の娘がね、結婚するときも、「おかあちゃん、親の釣書《つりがき》、もってこい、言われてんねんけど」って言うて。「〔母親の〕親もおらへんし、親戚《あれ》もおらへんし、きょうだいもいてない。おかしい」いうて。それで、「死んでおらへん言うて、あかんいうたら、もう、やめときぃな」って言うたんやけどね。〔父親が在日韓国人だってことは〕言わなしょうがないですやん。だから〔むこうは〕びっくりよ。跡取りの長男やのにね。でも、条件のんだからね、むこうがね。まぁ、よかった。〔娘の〕旦那がいい人で、やさしいからね。

〔私はいま〕二男と一緒に住んでますけどね。孫三人いて、賑やかでね。二男の嫁さんも〔義父が韓国人だという〕そういうの、みんなわかってる。〔でも、私の両親がハンセン病だったことは秘密。〕それはもう、〔嫁の〕親がそんなこと聞いたら、ほんまに、えらいことやわ。私、「小さいときに親死んでるから〔なにも〕知りません、知りません」で通しましたわ。


筆者の福岡は一九四七年生まれ。戦時体制下に起きた「本妙寺部落」狩り込み事件は、記録文書を通してしか知ることのできない歴史上の出来事であった。しかし、目の前に、その現場に居合わせた人がいて、体験を語ってくれる。

そして、生《なま》の語りを聞くことで、見えてきたものがあった。本妙寺事件は、国の隔離政策に従わない患者たちを、強権的に療養所に収容した事件だとばかり思い込んでいたけれども、それだけではなかったのだ。

強制隔離政策、無癩《らい》県運動が徹底する前は、ハンセン病を病んだ人たちが寺の周辺に集落を形成し、物乞いを生業《なりわい》としながら、家族を成し、子産み子育てをしていたのだ。「本妙寺部落」の狩り込みは、今風に言えば、リプロダクティブライツの剥奪《はくだつ》でもあった。それは、そこにいた子どもたちに対しては〝生まれてはならない子〟という烙印《らくいん》を押すことでもあったのだ。

補註

Aさんの語りに出てくる「光田氏反応」（レプロミン検査ともいう）とは、日本におけるハンセン病強制隔離政策を先頭に立って推進し、長年にわたって長島愛生園の園長をつとめ、文化勲章を受賞までした医師の光田健輔《みつだけんすけ》が考案したハンセン病の診断法である。

光田園長は、長島愛生園の附属保育所に収容されたハンセン病患者の子どもたちに対して、執拗に「光田氏反応」を繰り返した。光田は、これらの子どもたちを「未感染児童」と呼んだ。〝未感染〟と言いながら、その意味合いは、すでに感染しているが、いまだ発症していないだけの〝患者予備軍〟と見做《みな》していたと考えられる。じっさい光田は、一九五一年（昭和二六年）の参議院厚生委員会における「三園長証言」の一人として、「幼児の感染を防ぐためらい家族のステルザチョン（断種手術）ということも勧めてやらす方がよろしいと思います」と言いきっている。

愛生園附属保育所に収容された年端《としは》もいかない子どもたちには、今日でいうところのインフォームド・コンセントもなかったため、毎年繰り返される「光田氏反応」の注射が何のためのものか理解しがたかった者もいた。その注射痕は成人後も残り、とくに女性たちは夏にノースリーブを着ることができなかったと、口々に訴えている。

第10章のTさんは、東北新生園の附属保育所で育った男性であるが、彼が述べている「〔保育所では定期的にハンセン病の検査は〕したんでないか。年に二回は院長先生が来て診察。保育所を出た人たちって、みんな腕に菌《ここ》を植えつけられてんだよね」というのも、「光田氏反応」の注射のことであろう。「光田氏反応」は、ハンセン病患者の結節から採取し死滅させたらい菌を、被験者に植えつけて、四週間後に免疫反応如何《いかん》を調べるという検査法であった。

しかし、ハンセン病の診断は、基本的に、身体のどこかに斑紋や結節が出ていないかの視診・触診と、針や筆を用いての知覚麻痺検査によってなされてきた。そして、治療によってハンセン病が治ったかどうかの判断は菌検査によってなされてきたのであって、現実には「光田氏反応」は出る幕がなかったし、今日ではその有効性は明確に否定されている。第3章の語り手の十津川孝太郎（仮名）が、自分たちは研究のための人体実験に供されたのだと怒るのも、無理からぬところであろう。

2 一歳のときに「湯之沢部落」解散

二〇一九年四月、関西のある駅近くのカラオケボックスで、私たちはSさんからお話を聞いた。彼女は群馬県草津《くさつ》の「湯之沢《ゆのさわ》部落」で一九四〇年三月に生まれている（聞き取り時点で七九歳）。両親がハンセン病患者であった。

一九三一年に「癩《らい》予防法」が成立し、国の強制隔離政策が本格化する。翌三二年には、草津温泉にほど近いところにハンセン病療養所「栗生楽泉園《くりうらくせんえん》」が開設。隔離政策を推進する側は、草津温泉の一隅にハンセン病患者とその家族らが集落を形成していた「湯之沢部落」の解体を画策する。一九四一年五月一八日、「湯之沢部落解散式」が挙行される。その半年後、Sさんは両親とともに瀬戸内海の長島愛生園《ながしまあいせいえん》に移り住む。彼女は愛生園の附属保育所に入れられた。一歳半のときであった。

草津の湯之沢生まれ

私、一歳半で岡山〔の長島愛生園の保育所〕に来てるんですわ。〔戸籍上では出生地は、母の本籍地の〕三重県になってるけど、草津に親が二人ともおって、そこで私は生まれたみたい。ほんで、そこの部落がなくなるときに、お父さんが、草津は寒い、岡山に行ったら温《ぬく》いから、私も幸せやろうと。そんときに何組かが岡山に行ってるわけなんですわ。

〔私、きょうだい〕いてへんねん。〔保育所の〕みんな、きょうだいがおって楽しそうにしてるけど、私はきょうだいがおらんから、ひとりぼっちや。きょうだいがほしいなと思ってたけども、おらへんもん、仕方がないしね。〔のちに〕お母さんが「あんときに堕《お》ろさんかったら、よかったけどなぁ。ほんまは、弟がおってんけど、〔愛生園では〕どうしても堕ろさなあかんから、堕ろしたんやぁ」って。

病気だった両親のこと

お父さんは東京〔の出身〕。〔三重県の母の実家には〕おばあさんがおって、「遊びにおいで」って言うから、中学生になったくらいに行ったことある。〔でも〕行っても、〔なにも〕しゃべられへん。おばあさんやら、おじさんやら、おじさんの奥さんも、「お父さん、お母さんはどないしてんの?」って、いっさい言わんかった。〔私の両親の病気のこと〕知ってる〔だけに〕。お母さんの弟が遊びに来て、「この子、どこの子やぁ?」って言うたら、おばあさんが「〔あんたの姉さんの〕子や」って言うてん。ほんなら、私にいろいろと聞くのよね。でも〔ほんとのことを〕言うたら、おばあさんとこに迷惑かかるから、黙ぁって、なんにも言わへんかった。「なんじゃ、この子は！　変な子じゃのう！」って。

〔東京の〕お父さんとこは、〔父の〕姉さんがおって。散髪屋をしてたらしいけどね。〔父が〕病気で仕事せんと、姉さんにお金もろうたりなんかしたから、みんなに嫌がられてたんちがう。だから、東京〔の父の実家に〕は行ったことないんですわ。

愛生園の保育所暮らし

〔物心ついたときには、愛生園の保育所にいたんや。〕戦争が終わって、礼拝堂のとこで天皇陛下の放送《はなし》を聞いたときに、患者さんらがみんな泣いてて。なんで泣いてるのかなって〔思ったのは覚えてる〕。

〔私たちの通う裳掛《もかけ》小学校の分校は〕保育所の下にあった。〔官舎の子は船に乗って〕虫明《むしあげ》に行った。

あそこは自給自足やったから、〔私らは勉強よりも〕草取りやら畑仕事やってた。小学校三年ぐらいから当番があるんよね。掃除当番やら、畑の当番やら、いろいろある。肥汲《こえく》みもやらされた。肥担いで、坂の上のほうに登って、肥溜《だ》めに入れるのよね。おしめ当番もあった。〔おしめに付いた〕うんこを叩《はた》いて落として、お風呂の洗い場で洗った。決められた人数が来るはずなんやけど、来《き》ぃへんのや。私、なんかしらんけど、アホなんやねぇ。真面目にするから最後には一人になってん。そんなときに、新潟からおばちゃんが保育所に来て、世話してくれて。そのおばちゃんと一緒におしめ洗いしてた。

〔保育所は、女の子の〕部屋が四やろ。男の子〔の部屋〕が四やろ。それに一〇人ずつ入れてたから、八〇人は確実におったねぇ。下の子らも入れたら、もうちょっとおるかもしれん。下の子らも、よぉけおったもの、私、ちっさいとき。で、だんだんだんだん大きくなって、私、あそこで古株（笑）。

〔両親との面会は〕何カ月かに一回やった。グランドの金網のとこで会《お》うてたんや。だんだん、金網越しでなしでよくなった。だけど、私は面会が嫌やったぁ。ちっさいときから、親のあれが、愛情がないんや。〔ずっと親に〕会わへんできて、物心ついたときに〝親です〟って言われたって、そんなん、親は産んでくれただけやと思っただけで。

〔母親は後遺症が〕きつかった。プロミン打ってから〔らい反応が出て。指なんかも〕こんなんなってるし。目はアカベェになってるし。髪の毛は半分からなかった。私にしたら、会うのが、みんなの視線《あれ》で恥ずかしかってん。

お母さんは、私が何歳〔のとき〕か知らんけど、〔愛生園の〕眼医者《めいしゃ》が「白内障の手術せぇ、手術せぇ」って。「いやや、いやや」言うてたのに、「せぇ、せぇ」って言うから、白内障の手術したら、それで目が見えんようになってしもうて。その先生はすぐ辞めて出ていったみたいや。

お母さん、かわいそうにねぇ、目が見えんし、〔後遺症が〕ひどいから、お父さんに言うたみたい。「もっときれいな人と一緒になったらいいやんか」って。けど、お父さん、それせぇへんかってん。あれだけは、えらいなぁと思って。〔父は〕後遺症ない。普通の人と変わらへん。足が、脱疽《だっそ》というのかな、なんか知らんけど、足が痛くって切ったみたい。〔片方が〕義足。

〔島にいるあいだに、自分たちはなんか特別なところにいるっていうのは〕わかってた。礼拝堂でお芝居なんか観《み》るときは、私ら健常者と患者さんとが、別々なとこで観るわけよね。私らはちょっと高いところ、患者さんらは低いとこで。そこで観てたら、うちのお母さんがすぐ手を振るのよ。それで余計に嫌いになるのよね。こっちの〔席にいる〕職員のおばちゃんらがちっちゃい声で、「あれ見てみ。あれでも、ここの子どもの親やねんでなぁ」っていう話、やってんのや。私も小学生〔ながらに〕、やっぱり偏見の目で見てるって、それは感じたことあった。

〔小学校六年までで〕島から出たのは、岡山の後楽園《こうらくえん》に遠足に行ったときだけ。それと、本校の学芸会を観に行くことがあった。上手やったぁ。

〔愛生園の保育所では〕私らのちっさいときは〔世話をしてくれる人は〕「藤田のおかあさん、おかあさん」と言うてた。その人が辞めて、大野〔悦子〕先生になったんや。〔藤田のおかあさんは〕しゃきしゃきした、ええおかあさんやった。大野先生は病気のことは、ちょっとあれやったね。やっぱり、ウツルみたいなニュアンスがあったのかなぁ。だから、〔私らも親に〕寄りつかんくなったんやと思うわ。

〔検査やら予防接種やらの痕はいっぱい〕あるで。光田氏反応やら、疱瘡《ほうそう》やら、ＢＣＧもしたし。「はい、注射しますよぉ。並んで！」って。

私、なんか知らんけど〔保育所の先生たちには〕かわいがられた。そのかわりみんなに苛《いじ》められるんや。だから、いつも、ご飯食べんと戸棚のなかに隠れていた。ほんなら、後片付けする人が「早ょ、食べぇ。片づかへんから」言うて迎えにきてくれて。

でも、子どものときやったら、遊ぶのも楽しかったなぁ。一〇畳の部屋んなかで、みんなで馬乗り。じゃんけんで勝ったら乗る。負けたら馬になる。

私、よぉ考えてみたら、一年、二年って、勉強したような覚えがない。ほんで、できへんわけよねぇ。ほんなら、大野先生に怒られて。鞭《むち》で机、バーンバーンって叩《たた》くんや。男の子なんか〔体を〕叩かれたわな。あれは怖かった。

私、勉強がわからへんねん。九九がわからん。時計、見るのが、中学までわからんかってん。「時計見てきて」「何時や？」〔そしたら、両手で時計の短針長針の形をつくって〕こうやって（笑）。ほんまに恥ずかしい。だから、私、アホやわぁと思ってからに。でも、手が器用やから、どうにかなるやろうと思って。もう、そんなんで、生きてきたけどね。

大阪の白鳥寮へ

〔中学にあがるとき〕「長島におったら就職ができへんから、大阪の白鳥寮《はくちょうりょう》へ行きなさい」って急に言われた。八人ぐらいで一緒に行った。

ほんで、梅田と阪急のあいだ〔の道路〕を渡らにゃいかんわけよね。信号なんか知らん。〔長島には〕信号ないからね。私、とろかったんやね。気がついたときは、自動車がビャーと通ってん。もうちょっとで轢《ひ》かれそうやった。

〔白鳥寮へ行っても、長島の保育所の〕そのまんまの延長。ここでは〔人に親の病気のことを〕しゃべったらあかん、と思うだけのことで。嫌われるっていうこと、自然にわかってるもん。

白鳥寮、何人おったかなぁ。私ら八人〔を含めて〕一五、六人とちがうかな。〔みんな中学生。〕それから後《ごお》に〔愛生園の保育所から〕小学生が移ってきた。

〔大阪では〕中島中学校〔に通った〕。〔うちらは他の生徒からは〕施設の子や〔と見られてた〕。PTAの会費出《あれ》すとき、みんなは一家庭《ひと》ずつ出すんやけど、私らは四人ぐらいおんなし教室におったから、男の子が〔まとめて〕持ってく。「なんで、あんたは、お金、払わへんの!」って言われたこともある。

〔地域の子らは、白鳥寮の塀の〕外までは遊びに来たけど、家の中には来ぃへんかった。〔白鳥寮は被差別〔部落の中にできてたの。そんな子らがダァーッと遊びに来て。だけど、悪さはせぇへんかった。あそこの子らが、学校に行かんと遊んでるの見てたら、いいなぁ、この人らは、って。どないしたら学校へ行かんですむやろかなって、私、うらやましかったわ。

美容師になる

〔中学卒業のとき〕就職が大変やったん。はじめは学校の斡旋《あっせん》。「ここ行きたい」「ここ行きたい」って、みんなが〔求人票を〕取る。私も取ったけど、〔面接に〕行っても行っても、親のことを聞かれると、どこまでしゃべっていいかがわからへんかってん。施設のことも言われへん。黙ってるもんやから、落とされる。私一人が残ってしもうた。ほんで、〔職業〕安定所に行って、〔やっと〕印刷会社に就職できた。でも、〔白鳥寮の〕おかあさんが「一八になったら〔ここから〕出ていかにゃいかん。美容室やったら住み込みでいけるから」いうことで、美容師になった。〔月に〕五〇〇円しかもらわれへんかった。ご飯炊いたり洗濯もしたり〔そういうことまでやらされた〕。

〔白鳥寮にいたときは、親に会いに愛生園へは〕行かへんかった。〔手紙のやりとりは〕してた。親に手紙で「なんで産んでくれたんや」「生まれんかったら、こんなに苦労せんのにぃ」って書いたことある。ほんで、親が嘆いてたみたい。書いてしもうたもんは仕方がない。自分が子どもができて、いやぁ、えらいことしたなぁと思ったわ。〔白鳥寮で仲良しだったのはNKさん。〕あの子は、歯医者さん〔に勤めた〕。給料のいいとこ。苦労はしはったらしいけど。で、〔一度〕「遊園地、行こう」って〔誘ってくれて〕、乗り物に乗せてもろうたのがほんまにうれしかった。あんなん、乗ったことないもんねぇ。

秘密を抱えた者同士で結婚

おんなし〔白鳥〕寮の男性が「結婚せぇへんかぁ」って言うてきたけど、「子ども《こ》がまた病気になったらあかんから、嫌や」って言うて〔断った〕。で、NKさんの結婚式に行ったときに、新郎のほうの友達がおったわけ。その友達が、私が明るいから、「見合いしてくれへんか」って。私も二四、五やったから、「ほんなら見合いしてみるわぁ」言うて、見合いして。ほんでまた、NKさん、「Sちゃん、早いこと、進めぇや」言うて。一年足らずで結婚の運びになって。主人も三〇やったからね。

結婚式に主人の親が来たら、なんか聞かれるやろうなぁと思ってたけど、なんにも聞かへんかってん。考えてみたら、私ら結婚したときから家のことはぜんぜん言うてないわけ、お互いが。

子どもが三人できて。あの、どういうの、親にちょっと、手紙書いたりせないかんと思って。で、子ども〔の世話〕をしながら内職してたら、テレビのとこに置いたまま手紙出すの忘れてしもうて。ほな、主人帰ってきて、「おまえ、これなんや？　これ、おまえのお父さんとちがうんかぁ」って。私、しまったぁ、と思ったけど、もう隠されへん。「うん、お父さんやねん」。「おまえのお父さん、死んだんちゃうんかぁ」。「生きてんねん」。こないこないでって、病気のこと話したら、「かまへんやんか、そんなん。おれもじつは、被爆者やねん」て。主人も、長崎の悲惨なことを話しだした。それまではもうぜんぜん、話、せぇへんかった。二人が秘密。主人もやっぱり、苦しかったんやろうね。

主人のお父さんは、原爆〔が落ちたあと〕人助けのために〔市内に入っての入市《にゅうし》〕被爆で死んだ。〔主人は長崎市から〕一山越えた〔とこにいて〕そんなに被爆というほどでもなかってんけど、〔被爆者健康手帳は〕持ってた。

〔私は二二歳のときに戸籍を抜いてる。〕戸籍がおんなしに入ってたら、「〔親は〕死んだ」って言われへん。結婚〔のこと〕も考えた。ほんで、お父さんに「〔私の籍を〕抜いてぇ」って言うて、私一人の戸籍にしてもろた。ほんでも、親が生きてんのに、死んだって言うの、辛《つら》いわ。お母さんが死んだときは、こんなん言うたら悪いけど、ああ、もう、ほんまに死んだって言えると思ったわ。

〔結婚してからは〕あんまり〔愛生園には行かなかったけど、夫に〕見つかってからは、下二人を連れて、日帰りで行った。だから、みんなみたいに、家族で隠し事はしてへんから、楽は楽。

〔子どもたちも〕知ってる。〔子どもの結婚相手には〕言ってない。
〔父は平成一三年（二〇〇一年）に亡くなった。父の葬式には一人で行ってきました。園内の人が〕よぉけ来てたわ。〔両親のお骨は愛生園の納骨堂に入っている。〕
〔今度の家族訴訟の話は、愛生園の保育所で一緒だった人からあった。裁判の原告になって〕もしものことがあったら嫌や嫌やていうて、逃げてたけど、〔その人に〕説得されてね。
〔国に言いたいこと？〕私、言いたいことない。だって、最初から保育所におったから、親の愛情がないはないで、こうやって過ごしてきてるから。これが、そのまんまのもんやと思ってる。私、〔差別されたことは〕なんもないねん。ただもう〔両親のハンセン病のことを〕黙っとかにゃいかんだけで。

聞き取りの場に同席していた、やはり家族原告のKさんが、「あなたは、親がおなかが大きいときに、岡山のほうに移動してきたんじゃないの？」という言葉を口にしたとき、Sさんは即座に「それは違う。おなかが大きかったら、堕胎せにゃいかんかった、無理やりに」と言い返した。彼女は〝自分は差別をされたことはない〟と言いつつも、国のハンセン病対策の本質を直感的に見抜いているのだ。
Sさんの語りは、わが国のハンセン病政策が、まさしく、隔離政策と優生政策が一体となったものであったことを証言している。優生政策とは、「不良な子孫の出生を防止する」（優生保護法第一条）ものであった。隔離政策は、生身の人間もろとも、これから生まれてくる命もろとも、らい菌の撲滅をめざすものであった。人権を蔑《ないがし》ろにしたところに〝公共の福祉〟など、ありえようはずがない。

3 今も残る「光田氏反応」の注射痕

二〇一七年七月、私たちは関西に十津川孝太郎さん（仮名、以下敬称略）を訪ねてお話を聞いた。孝太郎は一九三七年生まれ。聞き取り時点で八〇歳。戦後の混乱期、母が急死。父がハンセン病を発症。一九四七年六月、長島愛生園《ながしまあいせいえん》に収容される父親と一緒に、彼と三人の妹も愛生園の附属保育所に収容。二年一〇カ月後、大阪府内のキリスト教系の児童養護施設に移され、妹たちともバラバラに。

収容時の〝消毒〟の恐怖体験ゆえの記憶の欠落、保育所時代に繰り返された「光田《みつだ》氏反応」の注射痕への遺恨、刷り込まれたハンセン病への偏見の問題など、孝太郎の国への怒りは尽きることがない。

空襲、疎開、闇市、母の死

私、大阪で空襲に遇《お》うてますねん。空襲警報があると、筒に入れた炒《い》った米を、防空壕《ぼうくうごう》で食べたんや。父親は大阪に残って、私らだけが紀州の田舎へ疎開した。月に一週間、母親がいちばん下の妹だけ連れて大阪に帰る。妹二人のために私が炊事して、なすびを焼いたんを覚えてる。学校は片道一時間以上かかるとこやったから、あんまり行きませんでした。

終戦後、疎開から帰ってきても、ぼくは学校へ行ってません。食糧難でしょ。母親が買い出しに行きますねん。買い出し、子どもを連れてると有利なんです。農家の人が同情してくれてね。だから、ぼく、いつも母親に付いて行ってましたんや。

ぼくはあんがいすばしっこい子やった。近くに花川市場《いちば》があったんです。昔は新聞の戸別配達ないでしょ。新聞を買う人がずうっと並ぶんですよ。ほんなら、市場のおっちゃんたちが「新聞、買《こ》うてきてくれ」って、ぼくにお金を渡すんですわ。ぼく、そこへ買いに行く。並ぶんちがうんですわ。新聞売りの娘さんが、ぼくが行ったら、パッパッてすぐくれるわけ。ほいでね、駄賃なんぼかもろうてね。

母親は昭和二一年（一九四六年）の四月に亡くなってますねん。えらいがんばったんですわ。買い出しに行って米を買うてくるでしょ。ご飯炊いて、巻き寿司にして、京橋のほうの闇市へ売りに行っとった。過労で心臓麻痺。その日にかぎって、母親が行くときに末の妹がものすごい泣いたんです。そやけど、巻き寿司、準備してるでしょ。父親と母親は売りに行ったんですわ。闇市に着く《むこう》か着かんかのうちに、心臓が悪ぅなって。駅の人に、雨戸を担架代わりにして病院へ連れていってもらったけど、朝方亡くなった。

収容、恐怖体験による記憶の欠落

父親は以前は、長崎の造船所に勤めとったようです。からだが不自由やったんと思いますわ。召集を免《のが》れとったから。ぼくは父がハンセン病なんてぜんぜん思ってもなかった。本人も「神経痛で、痛い、痛い」と言うてました。指がね、ちょっと曲がったりして不自由やっただけです。ぼくの記憶にはないんですが、大阪府から大浜〔文子〕女史が入所勧奨に何回か来たと思うんです。父親が「愛生園へ行ったら、すぐに竹槍《たけやり》で殺されるのや」と、こういうことを言ってました。

母が亡くなって一年後の昭和二二年（一九四七年）六月、ある日突然、岡山の長島愛生園へ。私、記憶が途切れている。それは〔言葉を詰まらせながら〕異常な恐怖体験があったからちゃうか。収容の日のこと、私は、大阪駅の、貨車を背にして、扉の前に立ってて。消毒済んだ白装束の二人の男性がむこうへ去っていく。それを眺めてる印象しかない。長い一日やと思うんですけど、記憶はそれしかないんです。父も妹も出てこない。ぼく一人だけが、そこで立ってる。

あそこの分校は複式学級で一、二、三年と、東海《とうかい》ふみ先生がひとつのクラスを持っていた。私はそこに一年遅れの三年生で入った。でも、東海先生に習《なろ》うた記憶がまったくない。ぼくは、恐怖体験のショックで、愛生園での最初の一年間の記憶が喪失してる。

愛生園の保育所でもかわいがられた

長島愛生園の保育所では、肥桶《こえおけ》を担ぎました。裏山の肥溜《こえだめ》へ運ぶ。私らちっさいもんは、二人でひとつの肥桶です。冬の早朝、浜で藻《も》を採ったのも覚えてます。藻は作物の根元に置いて保護するんですよ。

保育所は、真ん中に廊下があって、男の子の部屋、女の子の部屋が両側にある。各部屋には八人から一〇人ぐらいおるんでしょうかね。ロッカーに私物を置いてね。寝るときは、みんな布団敷いてね。

ぼくは、先輩《としうえ》の人尊敬しとった。みんなで遊び道具つくるわけですよ。木の箱に、丸太を輪切りした車輪を付けて。それで坂の上から滑り降りる。坂の上へ持ち上げるの、子分がするんですわ。ぼくは子分やけども、ぼくの下にも子分がおりますねん。子分を持ってる子分いうのはぼくだけでしてん。

私はね、たとえば、補修に来る大工さんがかわいがってくれてね。大工さんに兎《うさぎ》の肉ですき焼きするからいうて呼ばれたこと覚えてますねん。私、悪戯《いたずら》やったけど、人懐っこかったのかな。

東海先生は保育所が閉鎖されてからは、長島の外の本校の先生してはった。それで、夏休みにね、保育所の卒業生家庭をずうっと回ってくれてましたんや。私のとこにも来たことがあるんです。まだ新婚のときにね。

保育所の先生や園の職員やお医者さんにも、嫌な体験ないんですわ。だから偏見なしに、私たちのことを見てくれとったたんちがうかと。

ダブルスタンダードの時代

最初のころは、療養所の中の父に会うのは大変でした。会いたいときは、コソッと行ってましたんや。だんだんと職員も見て見んふりをする。あとのほうになると、堂々とね。たとえば、園の中で盆踊りするから、みんな見に行く。そのとき親のとこへ行って、スイカを食べたりね。

むしろ父親のほうが気ぃ遣《つこ》うてましたね。保育所からちょっと出ると、広場がありましたんや。そこが〔有菌地帯と無菌地帯の〕無形の境界線みたいなもんですわ。そこまで父親が、じゃが芋とイカとね、炊いたやつを持ってきてくれましたんや。そのとき父親がね、「これは、古い鍋やけど、おまえ専用の鍋やから安心して食べ」言いましたんや。

愛生園では、年に何回という記憶はないけど、本館の隣のとこで、「光田氏反応」の注射された。真っ赤に腫れて、直径五ミリ深さ一〇ミリぐらいの穴ができた。いまもグロテスクな痕《あと》が残ってる。妹なんか「夏にはノースリーブ、着れんかった」と。見られたら、「なんの痕や?」言われるものね。

当時は光田氏反応については、何の注射なのかぜんぜん聞かされていなかったので、みんないろいろと噂《うわさ》をしてました。いまの時点で考えたら、予防注射なんてありえない。発病どうのこうのは触診で診断してた。いずれにせよ担当医が書いた文献から人体実験してたことは確かですわ。

私が愛生園にいたのは二年一〇カ月です。そのかん、島から出たことはない。ところがその後は、岡山に遠足に行ってる。島の外へ出るいうことはね、もう、これ、感染するいうことやないと園の医者はわかってたわけですよ。ぼくね、この時期を島と外の世界の認識が異なるという意味で二重基準《ダブルスタンダード》の時代や、と。自分らは大丈夫だと思うとんのに、昔ばらまいた偏見を払拭するように努めてない。

モデルケースとして療養所外の養護施設へ

昭和二五年（一九五〇年）四月に、ぼくともう一人の同級生が〔大阪府内の〕養護施設へ移りました。ぼくは後に残る妹たちが心配やったけど、「あなたたちはモデルケースや」って、そういう言い方をされたんで、誇らしい思いでした。理由は〝こっから社会へ出て行くのは、就職とかが困難やから〟いうことでした。

養護施設は全体で一五〇人、同級生は一九人おりました。施設長《えんちょう》は、日本聖公会の牧師です。ぼくはサーバーといって、聖餐式《せいさんしき》のとき牧師さんの補助をしましたんや。ボーイスカウトにも入って、児童を指導する隊長もしました。ちょうど滋賀県で世界ジャンボリー大会があって、参加しました。

学校は、小学校六年の最初の一年間は施設内の学園やった。中学からは地域《むら》の学校に通いました。そのころはまだ、ちょっと雰囲気が不安定やった。施設はトタンで高い囲いをしてあるんですよ。それを破って出ていく子がいる。二、三日したら、必ず連れ戻される。みんな、戦争孤児なんですわ。ひもじくても自由が欲しくて、逃走《トンコ》するんです。施設内では、友達同士仲よろしかった。イジメなんかなかった。ぼくはリーダー的な立場。ぼくは暴力ふるうたことはない。ハッタリで終わっとるぐらいやね。

夏休みには愛生園へ帰ってました。中学三年になると時間がもったいない。勉強せないかん。「この夏は帰らん」言うたんですよ。ほんなら施設長《えんちょう》がね、「お父さん、会いたがってるよ」と。それで帰ったら、東海先生がね、「むこうの施設長《せんせい》が、帰って、検査を受けぇ、言うたらしいよ」って。ぼく、初耳や。〔愛生園から〕養護施設に送り出すときに「毎年検査しますから」と言うとったんですね。実際には、愛生園に帰ってもなんも検査らしいことせぇへんでしたけどね。

大阪府と奈良県の押し付け合い

愛生園からその養護施設へ移ったのは、結局、ぼくと友達の二人だけ。最近になって情報公開してもろうたのを見たら、私の妹たち三人の処遇をめぐって、昭和二八年（一九五三年）当時、大阪府と奈良県と愛生園でやりとりしとるんです。府県の職員も偏見が強いから互いに忌避し合い、押し付け合って、結局受け入れを拒否しとる。最終的には〔愛生園に入所していた父親の信仰上のつながりで〕長女は高知の養護施設に行った。次女は白鳥寮《はくちょうりょう》。その後、三女も高知の施設に。

短大卒業まで養護施設に

その養護施設の子で当時普通高校から短大へ行ったんは、私が二人目です。ぼくの場合は施設長《えんちょう》がね、そこの職員にしたかったいうこともあると思う。愛生園の子を引き受けたというのが、教会の関係でしょ。そういう意識を持ってくれてたんちゃうかな。預かったと。立派に育てると。

一浪後、大阪学芸大学を受けた。うかりましてね、一次。ところが二次でね、赤緑《せきりょく》色弱で落とされてしもうたんや。それで、もうひとつ受けていた大阪社会事業短大に行ったんです。

私はその養護施設には短大を卒業するまでちょうど一〇年おった。一八歳で公的助成が切れたのに、特別に置いてくれたんです。浪人中は施設内の印刷屋をちょっと手伝いながらね。府立の高校だし、府立の短大でしょ。授業料免除してもらって、あとは奨学金とアルバイト。

ぼくが短大を卒業したころは施設出てるといったら、ちょっと偏見があったね。公務員試験受けたでしょ。労働基準監督署に勤めたかったんです。私より成績悪いやつが採用になって。それで、別の分野の地方事務官に就職したんです。就職したのが昭和三五年（一九六〇年）。白鳥寮に一年置いてもろうた。その後、尼崎《あまがさき》に二間《ふたま》のアパートを借りて、妹たちと住んだんです。

結婚相手を父に会わせる

結婚は昭和三九年（一九六四年）。私が二七のとき。家内は二一。遠い義理の親戚やね。結婚するときには私は、ちゃんと紹介することが〔言葉を詰まらせながら〕最低限の親孝行と思っとったから、抵抗なしに愛生園の父の元に連れていきました。〔ただし〕家内の身内には父親のことはなんも言わんかった。

父は私のうちにも三回来ました。普通やったら、おじいちゃんを囲んでみんなで写真を撮るんやけど、父親は遠慮がちに端っこに写ってる。孫を抱っこしたこともない。それは、父親が気ぃつけとったんですわ。父親自体は、うつらんということ認識しとったと思うんですけどね。やっぱり、まわりの認識に配慮したんとちがいますか。はっきりね、国からはうつらんとかね、そんなこと言うてもろうたことなかったですから。最初、大阪の市営住宅に父が来たとき、私が茶《ちゃ》碗《わん》洗《あろ》うてね。父親のだけちょっと置いといて、あとで洗うた。それ、印象に残っとんですわ。こそっとしたわけですわ、気ぃひけながら。

母親の妹と弟は、愛生園に来てくれたことがある。いろんな付き合いもある。ところがね、父親のきょうだいは、ぜんぜん切れてもうてますねん。大阪万博のときに父親が大阪へ来たとき、父の弟に連絡して父に逢わせました。「おおっ」ちゅうような感じでね、一時間余り話していました。そやけど父親は一週間ぐらいおったのに、二度と来んかった。翌日、私は父の妹を訪ねた。むこうから機先を制して、「もう、お父さんは亡くなったと思うときましょう」と言われ、それ以上なんも言われへんかった。

愛生園での父の死

父は三五年間、島を出て生活することなく、昭和五六年（一九八一年）の一二月に七一歳で亡くなりました。危篤やいうことで、私と上の妹と末の妹の三人で愛生園へ行ったら、「痛いからモルヒネを打ってもろうた」と言ってましたわ。これは女房と子どもを連れてこないかんと思って、私はいったんその晩に帰ったんです。翌朝一番に家を出て、岡山駅からタクシーで虫明《むしあげ》まで来て、愛生園に電話入れた。ほんなら、「朝、亡くなりました」。――前日私帰るときに、主治医が姫路の自宅に帰っとんですわ。主治医が帰るかぎりはね、父も大丈夫や思うてましたんや。その先生から電話があって、「解剖するので、通夜は一日待ってくれ」と。みんな一生懸命ね、お通夜の席つくってくれてはる。「それは待てません」いうて拒絶して。

そのときに、長女が急遽《きゅうきょ》旦那に打ち明けて、旦那が娘を二人連れてきたんですわ。私らも家族四人。まだ独り身やった三女。ほれで、二女は妊娠中で、旦那のお母さんが来てくれた。旦那が牧師で、義母《おかあさん》も〔父親のことを〕知ってたんです。総勢一〇人で参列しました。お骨は持ち帰って、私が建てたお墓に入れました。

亡くなる年の夏、父が入院したいうから、妹二人と見舞いに行ったんですわ。そのときにね、症状を聞きますわね。主治医は「お年を召してますから、やさしく治療します。あんまり負担かからんようにやります」と。私、これはよぉできとる医者やなと。一カ月ぐらいして、父親から手紙がきた。「心配せんでもええで」と。父親は、そのときもう、ガンってわかっとったんですわ。私、一二月のお葬式のときにつくづく感じたんや。これは〝収容者を減らすために、治療もせんと、死ぬのを待ってたな〟と。

仲間たちを家族訴訟に誘う

私がいちばん怒ってるのは、私らに、大きな偏見を植え付けた。それを払拭する努力をしてない。煽《あお》るだけ煽って、後の始末せんかった。一にも二にも、国の不作為ですよ。それだけは許せません。父親はわれわれに対して負い目をもって亡くなったと思う。私はいっぺん、父に愚痴いうたことあるんです。「妹の世話をするの、かなわん」と。父親がね、「すまんな、すまんな」いうて謝ってましたんや。それ、申し訳なかったな思うてね。

〔家族訴訟の話は〕新聞で見て、弁護士さんに電話しました。それで、私はみんなに声をかけたんですわ。「本名出さなきゃいけないのなら嫌だ」と言うもの、おりましたわ。「匿名で大丈夫やでぇ」と。やっぱり、みんな、自分の子どもに対する心配があるんですね。原告になったのは私ら兄妹《きょうだい》四人含めて、一二人です。みんな愛生園の保育所か大阪の白鳥寮の仲間です。あと二人、会《お》うて説得したけども、「もう、ええわ」言うたです。

4 浮浪児に非ざるも浮浪状態に近し

二〇一八年八月、関西のご自宅で竹野正和さん（仮名）からお話を聞いた。一九三八年生まれ、聞き取り時点で八〇歳。前章登場の十津川孝太郎さん（仮名）と一緒に、長島愛《ながしまあい》生園《せいえん》の附属保育所から大阪府内の児童養護施設に移された人だ。

極貧状態の幼年期

小さいときから極貧状態。〔住んでた〕長屋は一二、三軒で、共同便所が二つだけ。愛知県の海辺〔の町〕でした。何食べてたかな。麦飯のお粥《かゆ》とか、米がちょっと入った芋粥《いもがゆ》。〔長屋の人は〕みんな貧しかった。半数は在日朝鮮の人でした。〔うちは日本名を使ってるけど、ほんとは〕朝鮮人だということは、子ども心にわかってた。日本人と話をするときは日本語で、井戸端で隣近所集まって話すときは韓国語で話してたから。

米軍機が名古屋方面に〔飛んでいって〕夜な夜な爆弾を落としてた。長屋の裏に入江があって、中洲《なかす》に兵舎があった。上空を飛ぶ機影《なに》を探照灯で照らす。山手からドカーンドカーンと音がするけど、飛行機にぜんぜん、大砲届かない。

学校へ行くのに、日本人〔の恐い子〕を避けて遠回りして行ったことあります。ぼく、学用品を持ってたという記憶がない。学校に行くのに手ぶらで行ってた。ぼくは海辺へ行って一人で遊んでました。魚とってうちへ持ち帰ると喜ばれた。干潟《ひがた》で、落ちてる砲弾の破片を拾った。少し溜《た》まると裏の兵舎に持ち込み、ご褒美のニンニク菓子にありつけた。

国民学校の一年で終戦。終戦前後、男の人が一緒に住みだした。その義理の父親になった人は、馬方曳《うまかたひ》きでした。大八車に荷物を載せて馬で運ぶ。飲んべえで、日当はみんな飲んで帰ってくる。〔この義父も〕在日〔朝鮮人〕です。義父には〔子どもは〕学校に行かさなあかんという知識がなかったですね。

〔母親は〕その義理の父親《なに》と結婚する前は、妹と私を育てるために「苦労したんだぞ、苦労したんだぞ」って。板で作った乳母車に妹を乗っけて、ぼくが後ろを付いて、煉瓦《れんが》工場に〔働きに〕行って、三人で肩寄せ合って生きてた時期があった。妹はぼくより二歳半下で、母親のおなかのなかにいるときに、実の父親が亡くなって。

ジープに乗って母と妹がいなくなる

昭和二三年（一九四八年）の五月のある日、家のほうに帰ってきたら、ジープに妹と母親が乗るとこだった。「どこへ行くんやぁ！」って言ったけど、ブワーッてジープが出てってしまって。後ろ追っかけたけど……。そのシーンがいつまでも脳裏にある。

〔なぜ置いていかれたのか〕理解不能でした。〔母は〕なにも言ってくれなかったし。〔母は〕夜な夜な起き出しては、膝のあたり、膏薬《こうやく》みたいな〔ものを塗って〕、布切れを巻きつけてました。悄気《しょげ》かえってるぼくに、長屋のおばあちゃんが「おまえのお母ちゃんは、らい病っていう病《な》気《に》でな、ああいう病気の人ばっかりいるところに行ったんやど」って教えてくれた。そのおばあちゃん、ぼくにすごい好意的で、ぼくが義理の父親に折檻《せっかん》されて、「潮が満ちてきたら海の中へぶちこんだる」と手足括《くく》られたときも、そばに来て、「辛抱せぇよ、辛抱せぇよ」と。

野良犬のような暮らし

母と妹がいなくなったあと〔うちには義父と〕まだ小さい〔異父妹がいました〕。長屋は一《ひと》間《ま》だけで〔ひとつ布団に〕雑魚寝《ざこね》。朝、布団のなかで、足で「オイ！」「起きよ！」「ご飯、炊け！」って。ぼく、眠たい目をこすって、あの人と小さい女の子のご飯炊いて。それで、〔義父は〕馬曳《ひ》きの仕事に行くわけですよ、子どもを連れて。

〔ぼくには食べ物は〕なにもくれなかったです。無視。怒り狂ってるときなんか、もう家に入れなくて。いつも酒飲んでました。ぼく、大人になってからはわかるんですけど、憂《う》さを晴らしてたんでしょうね。貧乏籤《びんぼうくじ》ひいたみたいな鬱憤《なに》で、酒飲んで、ぼくに辛《つら》く当たったたんだろうなと。

ぼく、義父に疎外されてからは、野良犬みたいな生活してた。貝を掘り、イナゴ、バッタ、タニシ、食用蛙《しょくようがえる》、口に入るものはなんでも食べた。近くに大家さんの家があって、そこの鶏小屋《とりごや》でちょいちょい寝たり。そういう生活が一年半続いた。〔ある日〕民生委員の人が自転車に乗ってきてね。ひもじい思いしてるぼくに、芋粉《いもこ》でつくったお菓子をくれて。

その人がぼくを愛生園《むこう》〔の保育所〕へ入れてくれたんだと思うんです。連れていかれたのが、名古屋駅のプラットホーム。薄暗いホームの端っこに、三〇～四〇人の異様な感じの人がおった。長島に収容される患者さんが集められていた。そのなかに、ぼく一人、ポッと放り込まれて。プラットホームには、白い予防着を着た人《なに》が右往左往してて。

〔岡山〕駅に着いて、トラックに乗せられて。船に乗って上陸したところが長島の波止場。〔昭和〕二五年（一九五〇年）でした。わあわあ泣きながら母親と再会《なに》した覚えがある。

“感謝感謝”の愛生園附属保育所

〔愛生園の保育所には子どもらが〕一〇〇人はいました。〔島の〕中に学校があって、教室は三つ。小学校の低学年、高学年、中学校〔の複式学級〕。裳掛《もかけ》小学校の分校でした。職員の官舎の子は船《なに》で〔本校に通ってた〕。〔職員の子との交流は〕いっさいなし。

〔それを差別だなんて〕思いません、思いません。ぼくは長島の保育所に入れてもらって、生き返ったんです。野良犬みたいにほっつき歩いてたのが、三度三度ご飯食べさしてくれて。学校、行かせてくれて。勉強、教えてもらって。もう、感謝、感謝。

〔保育所の建物は〕平屋です。板間に長ぁい裁縫台をコの字型にして、正座してみんなで食べる。女の主任《えんちょう》さんに、「コラッ！　肘を付けて、ご飯食べたらいかん」って怒られたりね。

〔愛生園では〕職員ゾーンと患者ゾーン〔のあいだ〕に物理的に遮断するものはなかった。ぼくらはよく職員の目を盗んで、親に会いに行きました。見つかったら、こっぴどく怒られたけどね。会いに行くと、〔母は〕粟《あわ》おこしとか鶯《うぐいす》ボールとか、お菓子を〔用意してくれてました。ぼくは袋に入ったやつだと〕食べたけども〔むき出しのものは〕食べにくかった。「怖い病気やから、患者ゾーンに行ったらならんぞ」って〔言われてたから、うつるという恐怖心が〕あったですね。だから、〔しょっちゅう〕手を洗ってました。至るところに消毒の洗面器《なに》があったですよ。

〔母親の後遺症ですか？〕手足がちょっと不自由で、心臓もちょっと弱かったみたい。でも、九一歳まで〔長生きしました〕。

わずか九カ月で療養所外の施設へ

　ぼく、小学校五年の九カ月しか、保育所にいなかった。せっかく母親と再会できたのに、ぼくと十津川と、大阪府内の養護施設に行くことになった。

〔その養護施設は〕聖公会の運営で、〔施設の〕中に教会があって、そこの施設長兼牧師《えんちょう》が愛生園の教会と縁《なに》があって、二人引き取ってもいいという話になったとか、あとで聞いた。愛生園の保育所は解体して、もう、よそに任すっていう方針《せいさく》になった。私らが保育所から外にやられた第一陣。それから、白鳥寮《はくちょうりょう》ちゅうのが大阪にできて、そこに大部分が移された。

〔私の妹は〕神戸《こうべ》にあった韓国系の養護施設「愛神愛隣舎」に引き取られました。妹はそこで苦労した。中学校を出ても、女中扱いのただ働き。私にSOS。私が頭を下げに行って、連れ戻した。

〔私らの行った施設は〕戦前は遊廓《ゆうかく》から脱出して助けを求める人の更生施設をやっていて、戦後、児童養護施設に変わった。戦災孤児〔の収容施設〕。梅田界隈《かいわい》で、盗み、かっぱらいやってる孤児連中を〔狩り集めてきて〕。〔かれらは〕自由を求めて、また逃げて。その繰り返しで、徐々に徐々に定着するんですけど。そういうところに、ぼくら二人、入りましてね。そこに入ったら、もう身許《みぶん》がどうのこうのって詮索されなかった。戦災孤児に化けました。ぼく、母親に

「親の病気のことは絶対、ひとに言っちゃならん」と言い含められて来てますからね。

施設の中に学園《ぶんこう》があって一〇〇人超える児童生徒《なに》がいた。私らが〔小学校を〕卒業したとたんに、学園《ぶんこう》は廃校になって、〔中学は〕外の学校《なに》に〔通った〕。

登録漏朝鮮人

〔普通は〕中学卒で施設から社会に出された。ぼくと十津川だけは、高校に行きたいということで〔中卒後も置いてもらった〕。十津川は奨学金をもらったけど、ぼくは韓国籍で〔奨学金は〕ダメだから、アルバイトしながら高校《がっこう》へ。養護施設で寝泊まりと食事は保障してもらえる。あとは自分で。ただし、府立高校なら授業料は免除にしてくれると。〔ぼくは〕中学校で理科が得意だった。で、先生の勧め。「君は工業高校へ行って、電気を学ぶといい」。

高校の願書を出すのに、みな、住民票を取りに行って準備《なに》する。ぼくも当然〔住民票を〕取れるもんやと思って行ったら、「ありません」。ぼく、無国籍状態だった。登録漏朝鮮人《とうろくもれ》だった。それで、施設《がくえん》の先生に入管に連れていかれて、いろいろ調べられて、なんやかんや受け応えして〔在留許可をもらった〕。

新聞配達のため遅刻の常習犯

〔工業高校に〕入学したときは〔成績〕よかったんだけどね。ぼく、新聞配達のアルバイト。夜中の二時三時に、トラックが新聞店にドーンドンと新聞を落としていく。〔あちこちに〕新聞配達する人がおって、ぼくがそこに自転車で〔運ぶ〕。街灯もなきゃ、懐中電灯もない。どこそこ何部、どこそこ何部って仕分けて、〔自転車に〕こんなに積んでね。〔雨が降ったら〕カッパなんてないから、着込むんですよ。〔この仕事は〕月二～三〇〇〇円もらえた。最後は自分の受け持ち地区を配って、六時前に〔施設に〕帰ってくる。寝なけりゃええのに、ちょっと寝る。遅刻の常習犯。〔高校まで〕自転車で四五分ぐらい。コソッと、後ろから抜き足差し足で〔教室に入る〕。

夕刊は電車で来る。駅のプラットホームにドタッと新聞を下ろす。それは、自分の受け持ちだけ配って。日曜日は何するかちゅったら、集金。一〇〇軒集金したら五〇〇〇円。大金でした。〔高校では〕あんまり〔友達〕付き合いしなかった。生徒会名簿があって、ダレベエは、住所どこそこ、どこそこ中学卒、保護者だれそれ。ぼくの欄は、保護者が〔施設長になってて、ぼくの名字と違う〕。「おまえ、なんでや?」「養護施設に入ってるんや。それ、施設長《えんちょう》の名前や」。それ以上追及されなんだからいいけども。国籍のことも隠してましたし。母親のことも隠してましたし。

社長が在日の企業に就職

〔高校〕卒業前の夏休みに就職活動が始まる。担任の先生から「だれそれ、だれそれ、学校、来い」「おまえはどこそこ。おまえはどこそこ」ちゅって、就職試験に行かされるわけです。先生はぼくの国籍のことを知ってる。「君の就職な、次は君がここに行ってもらう順番やけど。国《こ》籍《せき》の問題もあるし。養護施設で親のいない境遇やからな。違う子に回してやってくれんか。君の就職は私が責任もって世話するから」って。自分は在日だし、ハンセン病の母親もってる。〔ハンデが〕ダブル。「先生にお任せします」。

ぼくが就職したのは、大きな紡績会社でした。経営者が韓国人。親のいない先輩がここに就職してたこともあって、〔先生が〕「あそこは国籍のことはなにも言わん。親がいなくても採ってくれる」って。面接に先生が付いてきてくれた。即刻、合格っていうことで、採用。ここは、二万二〇〇〇ボルトの特別高圧の電気を受けて操業してたから、それからもう、電気一筋。〔会社が〕韓国に進出したときは、ぼく、原動の責任者で韓国に二年半行ってたこともある。そのとき、韓国語ちょっと覚えたりして。

〔しかし、その会社〕私が三九のとき潰れました。これはいかんちゅうことで、電気の〔取り扱いの〕国家資格もってたもんだから、高圧電気を受けている町工場相手の自営〔業〕に転向しました。保安管理の委託契約。〔それを〕五〇社、六〇社、受託《なに》して。

帰化と結婚

ぼく、なんで韓国の血統《なに》で生まれてきたんかなぁと〔ずっと〕思ってた。〔韓国のルーツには〕誇りはもてない。結婚を意識しだしてから、なにがなんでも帰化したいちゅうことでね。自分一人で帰化手続きやったから、ずいぶん日数かかりました。

〔結婚は〕二四歳やったかな。帰化なるかならんかの瀬戸際だったです。〔結婚を申し込んだときには〕ぜんぶ〔告白しました〕。この人やったら〔言っても〕理解してもらえるかなぁと思って、ある日、思い切って、両方同時に〔打ち明けました〕。

ぼくが就職した会社《なに》は、従業員の大部分は日本人ですが、韓国籍の人もずいぶんいて。ぼくもそのなかの一人ちゅうことで、内々、あれは韓国籍やなってわかってる。〔だからといって、職場で嫌な思いをする〕雰囲気じゃない。このハンデについては〔彼女は〕理解があるだろうなと思ってたけども、母親のハンセン病を言うのは、ものすごく躊躇《ちゅうちょ》。もう、そっぽ向かれるんちがうかなと。

〔でも、ぼくは〕ありのまま言いましたよ。「結婚したい。隠してまでな、そんなつもりはない」。〔彼女はぼくを〕慰めてくれました。「自分は宮崎の出身《なに》やけど、近隣《なに》にも、そういう〔ハンセン病患者を〕忌み嫌う風潮《なに》があった」って。〔ぼくは〕「そんな怖い病気でもなんでもないんやぞ。プロミンという特効薬もできてるし」って。ぼくら、あれだけ母親に接しても、病気にならなかった。触っただけでうつるような病気《なに》じゃないって、わかってた。

〔愛生園の母親には〕しょっちゅう〔会いに〕行ってました。夏休み、春休みには子どもを連れていく。それ以外〔にも〕夫婦で行ったりね。〔母の部屋で〕一緒に枕並べて泊まってましたよ。

母親は園内で再婚した、韓国の人と。その私の義理の父親は、家族が帰還事業で北朝鮮に帰っちゃって、〔日本に縁者が〕いないんです。かわいそうにね。自分の父親がこういう人だったらよかったなっていうぐらい温厚な人でね。愛生園の納骨堂《あそこ》〔ではなく〕、わが家の墓に、母親と一緒に弔《とむら》ってます。

結婚しない娘が不憫

〔娘は結婚してません。〕本人は頑《がん》として、なにも言わないけどね。やっぱり、二重のハンデが禍《わざわい》してんのか邪魔《なに》してんのか。「おまえ、順番でいくと、親が先に亡くなるんやぞ。おれたちは、おまえがおるからいいけども」〔と言うんだけど〕。

〔娘は裁判所に提出した私の〕陳述書〔を読んでます〕。陳述書、ぼくは自分史やと思ってね、嘘《うそ》偽りのない事実《なに》をありのままに残したいと。今日も先生方に話してるのは、包み隠さず口述《なに》して、なんかで残るんだったら残してほしい。

ぼくは〔家族訴訟の〕原告に加わるのには、ちょっと躊躇しました。ぼく、国に感謝、感謝でね。この前、熊本〔地裁〕の原告本人尋問でも言ったけど、ぼく、「国に対して弓を引くことはしたくない。国のお蔭《かげ》で、いま生き長らえてる」。でも、「なんで、家族を引き離した！　ぼく、野良犬みたいに、一年半も放浪した。だから、一言、すまんなって言うてくれ」。

〔ぼくが〕愛生園から養護施設に行くときに〔持たされた書類に〕「浮浪児に非《あら》ざるも浮浪状態に近きもの」って〔書かれている〕。ぼくが養護施設を卒園するときに書類一式をもらった。それを見たとき、涙がでてきました。ぼくの原点やと思ってます。

5 大浜女史に養子に誘われて

二〇一八年八月、前章語り手の竹野正和さん（仮名）のお話を聞いた翌日、正和さんの妹さん夫妻のお宅を訪ねた。妹さんは「嫁、孫には絶対知られたくない」からと、聞き取りに応ずることをためらわれた。夫のNさん（一九三六年生まれ、聞き取り時点で八二歳）は、「私は名前さえ出なんだら、ほんとのことを話してもいい」と言ってくださり、Nさん中心の聞き取りとなった。

母親が消え、父親が収容されて

父親は、親戚に日本人と結婚した人がおって、〔そのツテで〕山口県〔の炭鉱のある町〕に来て、ボタ山の滓《かす》を再生〔する仕事を〕人を雇うて〔やってました〕。戦時中に、馬三頭持って、馬車も持って。

末っ子のわしがまだ小学校へ行く前、母親が麦ご飯、土間で炊いてるわけ。「ご飯は少なくてもいいから米のとこが食べたい」と私が母親にねだったと。食卓でその話が出て笑い話になったいう思い出があります。〔暮らしは〕並以上。自分が朝鮮人やちゅう意識、ぜんぜんなかった。〔でも、親たちは朝鮮語を〕しゃべっとったかもわかりません。〔私も〕いまでも少しは知ってますね。

母親が子宮筋腫で入院。当時は保険がないから、財産なげうって手術させたいうことを、のちになって父親がよく自慢げに話してました。〔しかし〕親父《おやじ》は〔ハンセン病の〕症状《びょうき》が出てきたら、荒《すさ》んで、博打《ばくち》で警察沙汰になったこともあった。病気〔のせい〕で、父親がだんだんだん怒るようになった。私は末っ子やから怒られなかったけど、兄貴二人は言うことを聞かなんだら、殴られよった。

私が小学校一年か二年のとき、母親が突然いなくなった。真ん中の兄貴はものすごく寂しがっとったけど、私は母親にほかされたと思って、諦めた。

〔近くに〕散髪屋さんがあって、すごく親しかったけど、親父が散髪を断られた。なんでやろうなと。私は〔親父の〕病気のことをぜんぜん知らんから。

〔戦争が激しくなると、父は〕「馬を〔軍隊に〕取られた」といって怒ってました。〔終戦の日、近所で玉音放送を聞いた〕父親が〔坂道を〕飛んで上がってきながら、長男坊に「おーい、戦争が終わったぞぉ」って呼《よ》ばったです。兄貴は高等小学校二年まで行ってから、グライダーに乗ったりして飛行訓練してた。もう二、三日したら特攻に行くいうて〔帰ってきてたんです〕。父親が「〔死地に〕行かんですんだぁ!」いうて、すごい喜んだ。

終戦〔のちょっと前〕学校に無届けで私が一日休んだ。もう一人、金持ちのぼんぼんが休んだ。私だけが立たされて、憲兵帰りの先生に何回も足払い。悔しくて悔しくて、それから学校へ行かなくなった。

親父がいつのまにか岡山に行ってしまった。〝岡山〟って、長島愛生園《ながしまあいせいえん》のことですけどね、私らの符丁では。突然いなくなった。父親がおるときは、なんとかカボチャとかは食べてましたんやけども、食べるものがなくなった。長男坊は家に帰ってこなくなった。私はひもじくて、痩《や》せこけた。

愛生園の保育所へ

一年くらい経《た》ったころ、末っ子の私が飯も食べられんで困ってるという情報が、むこうに入るわけですな。親父が〔愛生園の〕療友《しりあい》で、病気であるかないかわからんような人に、「おまえ、うちの家にいっぺん行ってみてくれんか」と。その人が〔私を〕岡山へ連れていってくれた。〔愛生園には〕桟橋《みなと》から入ってね、日暮れだったけど。回春寮《そこ》で寝た。私は敷布があんな真っ白いものだというのは知らなかった。あくる朝、薬のお風呂に入れられた。それに酔ってもうて、倒れそうになった。分館でいろいろ診たら、私の足、兄貴に、私が言うことを聞かんいうて煙草《たばこ》の火を〔押し〕付けられて。〔その痕がハンセン病の〕斑点って疑われて、〔皮膚を〕取られて〔検査された〕。〔検査の結果は〕大丈夫やいうことで、保育所に行った。

最初は父親に会わしてもらえなかった。グランドの境目が金網になってて〔親との面会はその金網越し〕。私はもう、勝手にね。ほかの道からなんぼでも行ける。親に会いに行くのに、なんで、こそこそと〔行かなあかんのや〕ちゅなもんでね。

〔当時、保育所には子どもらが〕一〇〇人はおった。〔自分がいた部屋は〕二段ベッドで、六人ぐらいやったかな。〔肥桶《こえおけ》を〕担いで坂を上がるの大変でしたよ。果樹園にも思い出があります。私とおなし年格好の子《ひと》が神経質で、よぉ、「死にたい、死にたい」と。わしに「一緒に死んでくれ」と。ロープもって果樹園まで行きましたがな。もう少しで危ないとこでしたぜ。そこまで行ってから、わし、なんで、こんなことで死なにゃあかんのやって思うた。あこは食べ物もちゃんとあって〔私には極楽でした〕。

学校は保育所のすぐそばにあった。分校です。年に一回、運動会かなにかで虫明《むしあげ》の本校に行きました。終《しま》いごろには、私らの下の学年は本校に通いましたわ。みんなじゃない。中学生二人だけ。代表というんかね。園当局《むこう》の政策で、いずれ〔保育所も分校も〕なくするために、いろいろと考えてたんでしょ。

〔私は小六から中学卒まで愛生園に〕四年おりました。遠足で後楽園にも行ったことある。私個人が〔島から〕出たことは一度かな。一年上の女の子が〔社会に〕出てて、彼女、どうしてるかなぁと思って、卒業前に岡山の天満屋で会《お》うて、一緒に食事して。その人の家庭、姉さんが水商売をやってはった。

在日の子をいじめる保母

私、二、三歳のころ、川か海へ行って中耳炎になった。医者へ行ったら、それをよぉ治さんとプツッと〔鼓膜を〕破りよった。〔それから左耳は〕聞こえない。

岡山の保育所は長ぁい廊下があって、廊下を歩いていきよったら、後ろから保母さんが呼んだらしいです。聞こえないから、知らんふりをしとった。O〔という保母〕さんに怒られ、それから睨《にら》まれた。あこから一部の子どもが脱走したりする。そうすると、〔捕まったあと、その理由を〕私に苛《いじ》められたとかスイカ盗《と》ってこいと言われたとか〔私のせいにする〕。スイカ食べたかったら、人に頼まへん。あこ、愛生園と光明園の境目で患者さんが百姓やってる。「スイカ、食べさしてぇ」言うたら、もらえますんや。

大野先生いう年配の偉いさんがおったけど、仕切ってたのはそのOさんです。Oさん、気に入った子は〔大阪の〕白鳥寮へ入れて、在日の子はいっさい入れなかった。〔最終的に愛生園の保育所を〕引き払ったときは、〔残っていた〕小さい子は〔在日の子でも白鳥寮へ〕入ったけど。

そういうふうに差別された。

大浜先生に拾われる

あとから聞いた話やけど、十津川と私が〔大阪府内のキリスト教の〕養護施設に一緒に出る予定でしたんや。そやけど、私はヤンチャやから、こいつ行ったら、恥かくと思うたんでしょうな。妻《このひと》の兄貴が、来て間がないのに行ったんですよ、おとなしいから。べつに、それが悔しいとかどうちゅうことないけどね。ぼくがむこうへ行っとって幸せになったとは限らんやろうし。年いってから、人生は、ちょっとしたことで不幸せと幸せが交差するなぁということは感じてるけどね。妻《このひと》が行ったとこは、最悪のとこ〔でした〕。

私の場合はまだいいほうですわ。私は大浜先生〔に拾われました〕。〔大阪〕府庁に大浜〔文子〕先生いうてね、この患者さんの仕事をやってる職員さんがおったんです。もう退職して嘱託みたいにしてました。

先生は一生独身やけどね、養子の息子が二人おった。私、その中に入ることになりましたんや。わざわざ岡山まで、親子三人で私を見にきた。会っていろいろ話したら、大浜先生は「いいだろう」と。ところが、長男坊は反対したそうですわ。やっぱり、勘でしょうな。こいつは生意気そうだと。

〔大浜先生は〕性格はさっぱりしてる。侠気《おとこぎ》というんかね、くよくよしない。先生は〔私より一回り下の〕末っ子はひじょうにかわいがってましたけど、私には特別やさしくはしてくれなかった。「仕事、自分で新聞を見て、探しに行きなさい」。毎日のように新聞〔の求人欄〕を見て、ようやく、五時になったら定時制《がっこう》へ行ってもいいという鉄工所〔が見つかって〕、私は昼間鉄工所へ行って、夜は学校へ行って。

東淀川《ひがしよどがわ》の柴島《くにじま》いうとこにおりましてん。家の端っこに小さい小屋があるから、これ、いったい何やろうなぁと思ってましたら、そこ、患者さんが療養所《むこう》へ行くまで、ここにおったらしいって、あとで聞いたんや。半年ぐらい経ってから、都島《みやこじま》のほうに洋裁店を買《こ》うたのかな。二階に部屋が三つあって、私らはそこで寝て。隣にパーマ屋さんがあって、先生がその二つ、経営しましたんや。〔そこで働いてた人らは〕われわれみたいな〔立場の〕人。〔そうこうしているうちに〕長男坊とけんかしたんです。けんかしたことは覚えてるけど、〔けんかのきっかけは〕記憶にない。〔大浜先生のとこを〕出ると同時に、クリーニング屋に住み込み。

クリーニング屋に住み込んで夜学に通う

〔クリーニング屋の主人にも、父親のことを〕口にだして言うたことはない。人の紹介やから

〔履歴書とか〕そんなものはない。昔の、住み込みの小僧《ぼんさん》やからね。ただ、盆と正月は、岡山へ行ってました。俗にいう〝田舎に帰る〟ということですな。

私の場合はショックなのは、〔愛生園から〕出ると、一六歳から外国人登録証《がいじんてちょう》ちゅうのがあった。〔愛生園から〕出たら、それをいつも身に付けとかにゃあかんと。〔それまでは自分は〕まわりの人と変わりない人間やと思ってた。あれはショックでしたわ。

その外登証《がいじんてちょう》の更新《きりかえ》を怠っていて、一度、警察から呼び出しをくらいましたんや。根掘り葉掘り、「おまえ、〔更新手続きが〕できんあいだに、どこ行っとったんや」。なんで、こんなこと聞かれるんかいなと。それで、「君、夜学へ行ってんのか？」って言うから、「はい、ずっと行ってます」。「もうええわ、帰れ」って。

夜学は、苦しいけど、楽しかったですよ。友達もできました。私は呑気《のんき》なんですねぇ。盆正月に田舎へ帰るでしょ。写真が好きやから、ボンボン写真を撮るわけや。〔高校生でも〕安いカメラもってましたよ。岡山へ行ってきたら、「おまえ、田舎へ行ってどうやった？」いうから、「こんなとこや」って写真を見せたら、「田舎やのに、えらいとこやな」と。建物が役所〔風の建物〕ばっかりやから。あっ、これはまずい。それから、写真は見せないようにした。

〔学校終えるころに、映画「砂の器」を〕観《み》ました。あれ観たときはショックでしたわ。〔そっくりそのまま〕おんなしではないのやけど、自分の気持ちによぉ当てはまる。あれを書いた人の名前だけはずっと忘れなかった。松本清張《まつもとせいちょう》さん。

保育所での幼なじみと結婚

〔高校を〕卒業しても、クリーニング屋、ずうっとです。〔勤めてた店は〕辞めて〔別の店へ〕。一人前になったら職人やけど、その手前やから、修業のため店を転々とするわけです。結婚するまでは、ずっと住み込みでした。〔一度〕お客さんが「いい娘がおるんやけど見合いせんか」と。会う前から断りました。〔国〕籍のことあるし、岡山の件があるし。

二三のとき、父親から「こういう娘がおるんやけど、どうや」と。この人は私より四つ下で、保育所で〔一緒だった〕。夏に会《お》うたときに「付き合おうか」と申し込んだら、「いいですよ」と。はじめはよかったけど、だんだん遠ざかっていく。あとからわかったことやけど、私がね、背が低くて、月給が安い〔のが不満だったんでしょうな〕。ずっと会わなかったです。私が二八、九、〔岡山へ〕帰ったら、父親が「あの子、まだ独身らしいよ。おまえ、いっぺん行ってみたらどうや」と。そのときに、ひとつ出遅れとったら、ほかの人と婚約手前だったらしいですわ。〔お互い、国籍と親の病気のことがあるから、隠さなくてもすむ関係のほうが〕気楽やからね。

私は、結婚するまでは、帰化は眼中になかった。でも、やっぱり、子どもが在日で苦労するのは気の毒や。子どもには、それをさしたくない。それで帰化したわけです。

〔帰化の手続き〕大変でした。私は〔警察の〕厄介にはなってないけど、警察は聞き歩きますからね。過去に私が勤め先でけんかしよったいう話が〔耳に〕入ったんでしょ。警察で書類が止まっとったらしい。動《いご》かないなぁと思ってたら、妻《このひと》の兄貴が知り合いの刑事に尋ねてくれて、こうこうで止まってるんやと。それで、頼んでくれたら、動《いご》き出した。法務局に呼ばれたとき、妻《このひと》は「あんたのご主人は、短気者で、恐《こわ》いことないですか」と聞かれたそうですわ。〔でも〕私の生い立ちの作文は、法務局の人に受けてね。「あなたのは涙が出る」と。岡山の件もみな書きました。母親の離婚の話とかもね。

子どもを連れて愛生園へ

〔父親には〕盆正月、結婚してもずっと〔会いに〕行ってた。子どもたちも、小さいときは岡山に連れていってた。それがある日、看護婦さんでしょうかね、「子どもは連れてこんほうがいいよ」って。えっと思ったんですよ。

おばあちゃん（妻の母）が、手と足が悪いんですよ。私がなにかの拍子で、子どもの前でおばあちゃんの真似《まね》をしたんやと思うわ、面白おかしく。隣近所の子どもらが集まったときに、それを子どもが真似しよった。よその親がいて、おかしいと思ったらしい。

息子は結婚するときに、岡山の件か在日の件かどのことか知らんけどね、「いまの若い人は、いちいち気にしない。言うても大丈夫やで」と言うから、「それはあかん。言わないほうがいい」と私は言うた。あれはあれなりに、そういうの嫁さんに黙っていることは、苦しいでしょうな。

よみがえる記憶

うちの親父、慶尚南道金海郡《けいしょうなんどうきんかいぐん》というとこ〔の出身〕。いま思うと、私が五、六歳のころ、まだ戦時中に、一度だけ親父と行ったことがあります。船を降りたあと、長い砂地を歩いていったなと。〔兄たちは〕一緒じゃなかった。〔ぼくは〕小さかったから、船賃が無料だったからじゃないかと思いますよ。

〔じつは〕子どものころに、変わった名前の呼び方をされたこともありますわ。家の中で「サムシギ」〔って〕。あれ、わしの名前、Nやのに「サムシギ」言うてるなぁと思った。

〔私にも、そういう民族の意識が〕心の底であったから、大人になってから初めて韓国へ行って、空港降りたときに胸がいっぱいになりましたな。ああ、私もここの血を引いてるんやなと。

〔母とは〕子どものときに別れてから、会わずじまい。韓国《むこう》に帰ってることは知ってたから、岡山の親父に聞いたら、こういうとこにおるんやいうことで、〔韓国語が話せる〕妻《このひと》の兄さんに電話かけてもろたら、一年か二年前に死んだと。兄弟三人で〔訪ねていって〕イトコに会《お》うた。

そのとき聞いた話やけど、母親がおらんようになってから、母親が学校まで来て、私の姿を見とったんよと。

国賠訴訟と家族訴訟

〔元患者の人たちが起こした国賠訴訟〕知ってましたよ。がんばれと思ってました。〔父親が亡くなったのは昭和〕六〇年（一九八五年）。〔父の補償金は兄弟で〕もらいました。でも、三で割るのが日本の法律《あれ》だけど、〔父と〕長男が韓国籍だった。〔当時の韓国の法律では〕長男が多くなります。〔手続きは〕ぜんぶ私がやったんですけど。

〔家族訴訟は〕新聞で知った。十津川さんから「〔あんたも〕どうや」と連絡があったときは、乗り気じゃなかった。保育所におったときにはお国に世話になったという気持ちがある。〔だが、父が〕隔離されたことに対しては、ほんとに辛《つら》い。隔離されなかったら父親は長生きしなかったかもわからん。でも、私らは幸せやったかもわからん。そこですわ、問題は。

6 母は愛生園へ、子らは青松園へ

二〇一九年四月、関西のある駅近くのカラオケボックスで、第2章のSさんから聞き取りをしたあと、続けて私たちはKさん（以下、敬称略）からお話を聞いた。彼女は一九四六年九月、香川県生まれ（聞き取り時点で七二歳）。

父親が結核で死んだのは、彼女が三歳になる前だった。その後、母親がハンセン病を発症。ムラから追い立てられ、母親と三人の兄妹《きょうだい》は放浪生活を余儀なくされる。収容に遭ったのが一九五五年一二月、Kが九歳のとき。母親は岡山の長島愛生園《ながしまあいせいえん》に送られたが、子らは高松の沖合の大島青松園《おおしませいしょうえん》の附属保育所に入れられた。Kが小学校六年を終えた時点で、さらに、大阪の白鳥寮《はくちょうりょう》に移された。

放浪生活

私が三歳になる前、父親が亡くなった。結核やから、奥の座敷にずっと寝てた。母親が口紅をつけてくれて、「お父さんに見せておいで」って。縁側の外から「お父さん」って見せたら、奥のほうから「けっこいなぁ、けっこいなぁ」と言うてくれた。父親の思い出いうたら、それだけ。お父さん、商業〔学校〕を出て、夏はアイスキャンデーとか、いろんなものを売るお店をしてた。母親も、女学校を出てる。おじいちゃんが、蜜柑山《みかんやま》を手広くしてたんですよ。

お父さんが死んだのが、妹が生まれて一〇〇日ですわ。他人《ひと》に店貸して、母親は内職をして。昔、鞴《ふいご》ってあったでしょ。足で鞴を踏みながら、〔硝子《がらす》〕玉《たま》を作ってた。

〔生活が〕苦しいから、うどんばっかり。乾麺を買ってきて、湯掻《ゆが》いて食べさしてくれた。ほかにいうたら、干した鰯《いわし》を、竈《おくどさん》の灰に焚《く》べて。それぐらいしか覚えてないですわ。

〔当時は、お店に〕お米を一升もっていったら、ほかの物と取り替えてくれた。私はまだちっさいのに、「おまえ、これ、なにかに替えてもろうてきてくれ」って親に言われて、お遣いに行ってたんを覚えてます。二歳上の兄には、頼まへん。兄は足が悪かったんです。兄もね、「びっこ、びっこ」っていじめられて、大変な思いをしたんです。

〔母親が〕いつごろ〔ハンセン病に〕なったかわからないけれども、〔それまで〕一緒に遊んでた子が、いっさい来なくなった。近くに住んでた母親のおばさんも〔私たちを〕疎んじるようになった。〔母親の実家に行っても〕弟の嫁に「いつまで、お姉さん、来るんですか？」って言われるようになった。

私、幼稚園には、ちょっと行った覚えがある。でも、小学校にあがった覚えはないです、ぜんぜん。とにかく、仲良くしてたムラの人が、うちの前を通るとき、口塞いで、パーッと逃げるんですよ。母親ももうムラにおられへんようになって。ほんで、従兄弟《いとこ》に〔頼んで〕家を売ってもらった。そのお金、ぜんぶ、持ち逃げされたんです。母親は一銭もなしで、私ら三人を連れて、放浪生活。畑のなかに農機具小屋があって、あっちの小屋、こっちの小屋と、転々と泊まり歩いた。お寺〔の縁の下〕で寝てみたり。ほで、お寺にお供えしてる油揚《あぶらげ》を「盗《と》ってきて」って私に言うんです、母親が。

おじいちゃんのところへも、表立ってはもう行けない。昼間行ったら、蜜柑山に出てだれもおらんからいうんで、「おまえ、じいさんの部屋の箪笥《たんす》を開けたら、横にカラクリの抽斗《ひきだし》がある。そっからお金、もってきて」って言うて。私、その遣いをしたんです。

こんなことは、私はもう、いっさい封じてたから。これ、ほんまにね、〔弁護士の〕先生と、いま、ここで、話しするだけで。そんな恥ずかしいこと言われへんから、他人《ひと》には。もう、隠して、隠して、隠してきたんです。

〔母は信心の〕篤《あつ》い人でした。あっちゃこっちゃの神社仏閣に掌《て》を合わせてきた人です。〔でも〕私、ちいさすぎて、何をしてるのか、よぉわからなかったですわ。〔信仰心が〕身に付いたいうよりもね、毎晩、うなされてましたわ。洞穴に私が一人閉じ込められて、後ろからと前からと、なんかが追っかけてくる。いま出たら、こっちに食われる。後ろへ行ったら、こっちに食われる。だから出られへん。毎晩見たその夢を、七〇過ぎて、いまだに覚えてる。

大島青松園の附属保育所へ

捕まった場所は前が海やったから、高松の築港《ちっこう》やと思うんです。四、五人ぐらい、男の人が来て。そこで〔私たちと母親を〕切り離して、私らは大島青松園に船で送られた。〔船を〕下りたら、ピシャーッと、ものすごい斜めの雨が降ってて。ほんで、ご飯食べたんが玉子焼き。いやあ、こんなんが食べれるんやって、もう、うれしかったこと、うれしかったこと。——母親は後から来るんやと思うてたんです。〔そやけど、母親は来なかった。〕なんも説明なかった。

〔大島青松園の附属保育所には〕子どもたち、よぉけいてました。〔あれやこれや〕自分らがやらなあかん。私はトイレ掃除。蛆《うじ》が湧いてるんです。それをね、いっつも磨いてたんです。

〔大島では〕子どもたちに〔いじめられました〕。保育所《そこ》を卒業したおっきい子が〔たまに〕帰ってくるでしょ。そうすると、私ら、ちっさい子をね、「胴締めや」って、ぎゅうっと足で挟んでね。息切れて、もう死なへんかなって思った。ふだん〔一緒に〕おる子にも、そばを通っただけで、拳骨《げんこつ》でガーン、叩《たた》かれて。——みんな、親と離れてるから、その鬱憤を弱いとこへ〔ぶつけてたんやって〕いまになったらわかりますけど、当時はわからないからね。

〔大島にあった庵治《あじ》〕第二小学校は複式学級でしたから、私、三年四年一緒〔の組〕に入ったんちがうかな。そっから勉強始まったから、ものすごい後れをとって、大変な思いをしたんです。唯一救いやったんが、大島《そこ》は、先生たちのいじめは、自分の記憶にないです。だけど、校長先生は、ものすごく差別の目で見るんです。官舎の子とわれわれとでは、ぜんぜん違った。

〔青松園は〕桟橋のとこで、こっちが患者さん側、こっちが健常者側って、分かれてる。むこうからこっちへ来ることはないです。そやから〔患者さんとの接触は〕なかったです。親が園内《そこ》におる子どもは、隠れてね、おやつを食べに行ったりしてる子はおりましたよ。私も大島で、おなじ経験してたら、親を毛嫌いしなかったかもわからん。

〔年に〕一回、兄妹《きょうだい》三人、〔船で愛生園に連れていってもらいました。母親との面会は〕室内で、カウンターか金網で仕切られてました。〔母親の〕病気が何かっていうのもわからないまま。

〔青松園の保育所では〕朝昼晩、いちおう食事は出ました。おやつはなし。でも、山へ登れば木の実がある。海へ行ったら貝がとれる。自分で湯沸かして、炊いて。小さいときから、そういう食べることを一人でやった。妹や兄がどこで何してるんか、まったくわからない。別々やった。

〔だから、きょうだいの感覚って〕ないですね、あんまり。

〔大島は〕自然があったからね。〔おっきい〕男の子が帰ってきた思うたら、山でも海でも、逃げて。断崖絶壁を遊び場として使ってた。まだちっさいもんやから、桟橋から落ちて、溺れそうになって、もう死ぬかと思うたこともある。

最悪の白鳥寮

私が中学一年になるとき、兄妹《きょうだい》三人、青松園から〔大阪の〕白鳥寮へ移動したんです。こっちきたら、Oさんという寮母《せんせい》が、えげつないイジメ。慰問の人が洋服をくれても、絶対、私には碌《ろく》なの渡してくれへんかった。〔母親の病名も、Oさんから〕知ったんです。「ハンセン病」とは言わなかった。「らい病」。「ウツル」って。〔それまでは療養所の患者地帯に〕囲いがあっても、〔「らい病」という〕言葉自体わからなかった。だけど、白鳥寮へ行ったら、ちょっとなんか傷いってても、「あんた、病気うつったんちがう!」って言うんです。

ほんで、母親が来るならまだしも、〔母親が愛生園で再婚した、私らとは〕関係ない父親が、白鳥寮へ出てきたんです。二回ほど来たみたい、私が学校へ行ってるあいだに。それで、Oさんが嫌って、嫌って、「ウツルのに、また来たぁ」「あんたらの親は、そんなとこで結婚してぇ。あんたらは、そんな病気の親を二人も持ってぇ」って、身の毛がよだつほど言われた。――〔母親に聞いたら、愛生園のなかで〕「結婚したくなくても、みんながヤイヤイ言うから、仕方なく結婚したんや」って。

〔寮母の〕Oさんには、うちら兄妹《きょうだい》三人、どんだけ、いじめられたか。いっぺん、あの白鳥寮、赤痢で、みんな入院せなあかんようになったんです。私は、うつったんがいちばん最後やった。

それがね、「あんたが保菌者やったから、みんなにうつったんや！」って言われた。兄が〔中学終えて寮を出るとき〕どこに行ったとも、いっさい言うてくれなかった。

Oさんには、ほんとに虐待された。口の虐待。「汚い、汚い」って。〔後で知ったんですけど、あの人も、自分の親が愛生園に入っていて、私らと〕おんなじ立場やったんですけどね。

〔中学校は地域の中島中学校へ通ったけど〕担任の先生がいちばん差別した。その先生の差別が、ガーンと頭に入ってますわ。私には、ものを言うてくれなかったんです。〔中学校では〕生徒も知ってた。白鳥寮の子が、自分の仲良くなった友達に、親はこんなんやって言うてしまって、バァッとばれてしまって。

パーマ屋に住み込みで

私、高校へ行きたかった。でも、〔中学を終えた〕一五歳で放り出された。無理やり連れていかれたんが、住み込みの場所やってん。〔行った先は〕パーマ屋さんじゃない。〔パーマの先生の家の〕お手伝いの仕事。生まれたばかりの赤ちゃんの子守。〔大所帯で〕おじいちゃん、おばあちゃんもおったから、朝から晩までご飯の用意に、家中の掃除。犬の世話。

〔でも〕夜間の美容学校には行かせてくれた。美容学校を卒業するまでは辛抱せなと思って、辛抱して、インターンになるときに別のとこへ移った。移ったけど、転々としたんです。〔私が〕若いから、親のことを根掘り葉掘り訊《き》くんですよ。訊かんといてほしいけれども、根掘り葉掘り訊く。そして調べる。口ぶりで、ああ、これはバレたんとちがうかと思ったら、即座に辞めた。夜逃げ同然に逃げました。

妹も調べられたんですから。結婚して、まだそんな経《た》ってないとき。〔相手の親は〕息子が好きになったから仕方ないと思って〔家に〕入れたけれども、うちら、両親がおらんわけやから、おかしいと思って調べますやん。妹は離婚しました。

詮索しないことを条件に結婚

結婚はね、もう、しんどなったんです、転々とするのが。住み込みで働いてたパーマ屋さんで、先生が店の女の子をみんな連れて、〔滋賀県の〕函館山《はこだてやま》へスキーに行ったんかな。そのときに知り合《お》うたんです。「結婚してくれ」言うから、「ちょっといろいろあって、親は離婚して」どうのこうの言うて誤魔化《ごまか》して、「それ以上聞くんやったら、結婚はよぉせん」て。

いまだに思い出しますけど、三〇代の後半ぐらいかな。いっぺん、母親に〔会いに〕愛生園まで行ったんですよ。ほうしたら、いつも仲良くして、〔うちの〕子どもの面倒もよくみてくれてた近所の人が、やっぱり、疑わしかったんやろね、〔私がちょっと親に会いに行ってくると言ったものだから〕後を付けたんかね。〔長島への〕船が出る〔日生《ひなせ》の〕駅のところで、私が電車に乗って、フッと外を眺めたら、ベンチ《いす》にね、その人が座ってたんです。もう、仰天しました。そっからもう、その人は、いっさい声をかけてくれなくなったんです。

それ、近隣《むら》中に知られたんちがうかなっていう恐怖から、私は〔主人に〕「引っ越すから」って。「〔嫌やったら〕ここで別れてくれたらええから」って、ビシャッと言うたんです。そうしたら、「いやいや、一緒に、ほな、引っ越すわ」って付いてきた。

〔結婚してからも〕ずうっと、なにも聞かへんから、助かってたんですけど、何年か前、療養所《えん》のことをテレビでやってて、「おまえんとこの親、ここにおるんちがうか」と。それには、ドキーッ。もう、心臓止まるか思いましたわ。〔幸い〕その一言〔だけ〕で、あと、なんにも言いません。

とにかく、ばれないように、ばれないように。ばれそうになったら、逃げて。この七十何年、常にビクビクビクビクして生きてきた。「あんた、暗いね」って、どんだけ人に言われたかわからへん。人がなんでもないことで笑ってるときでも、私は常に、自分のことを言われてるんちゃうか。そればっかり考えてた。

親を嫌ってしまった

私、きょうだいの縁も薄いし、親の縁も薄いねん。

〔大島青松園から大阪の白鳥寮へ移ったのは、お母さんが頼んだからだって〕O先生から聞いたんです。〔青松園にいたら〕就職が困るやろう思って、勝手に移動させた。そのときは子どもやったから、親に反論できへんで黙ってたけど、私、親に腹立てた。

いちばん腹が立ったことは、〔愛生園で母親が再婚した義父の〕籍に勝手に入れられたこと。元の籍へ置いといてほしかった。

私、愛生園〔に行っても〕、いっさい、上にあがったことないです。行くのは行っても、外でものを言うだけで。「おまえ、なんで、そんなに嫌うんや」って、母親に言われました。だけど、〔Oさんから〕「ウツル、ウツル」って聞いてるから、唾が飛んできたらうつるんじゃないかって、その思いがガーンとあった。だから、ものすごい離れて、しゃべったんですわ。――感染力が弱いいうのは、母親から聞きました。〔母親がそう言っても〕信じられへん。親は子どもに会いたいから、そう言ってるんやろうと思って。

もうひとつ、しょっちゅう行かなかった理由は、その〔義理の〕父親。もう、もの言うのもいらんから、母親にどうしても用事があるときは、母親に電話して、「こんど、あのおっさん、いつ、どこへ行く?」って聞いて。ほんなら、兵隊《せんそう》時代の友達と、沖縄のほうへ二泊で行くんやっていうのを聞いたら、そのときを狙って、行くんです。行って、会《お》うて帰ってくるけど、やっぱし、お土産持って行くから、私が来たって、すぐわかる。わかってもいいから、あんたのおらんときに行くんやって、もう、こっちもね、すごい思いでね。父親のほうも、私が行くとね、私が嫌ってるのがわかってるから、「おまえはここへ来んでええ」って、追っかけてきて、石をぶつけるんですよ。

〔母は〕私が五三か四のころに亡くなった。「最期ぐらいは、ちゃんと送りたいから、言うてくれ」って、愛生園の事務所の人にさんざん頼んでたにもかかわらず、いっさい言うてこなかった。何を勘違いしたのか。私がね、親がもってるお金をとるとでも〔思ったのか〕。一銭ももろうてないですよ。

なに腹が立ついうて、大島から白鳥寮へ移したことと、籍入れたことと、いま言うた、葬式言うてくれんかった。この三点。ほんとに、悔やんでも悔やみきれない。妹はしょっちゅう〔愛生園へ〕行ってたみたい。妹だけがお葬式も行ってる。

何年前やったか〔四国の故郷の町に行ってきました〕。母親の出里《でさと》にも行ったんです。行ったときには、露骨に嫌な顔されました。いまだに偏見はなくなってないんですね。

四国出身の母親が長島愛生園に収容されたのは、大島青松園が満床だったからだろうか。その一九五五年には、愛生園の附属保育所はすでに閉鎖されていた。そのため、親子が引き離されるという酷《むご》い措置となった。Kさんの苦難の人生の始まりだった。

7 理解があるのと家族になるのは違う

二〇一九年三月、私たちは名古屋駅近くのカラオケボックスで美賀子《みかこ》さん（仮名、以下敬称略）からお話を聞いた。第3章の十津川孝太郎（仮名）の妹だ。美賀子は一九四二年一月一日、大阪生まれ。聞き取り時点で七七歳。一九四七年六月、ハンセン病を発症した父親が長島愛生園《ながしまあいせいえん》に収容されるのに伴い、きょうだい四人も愛生園の附属保育所に収容された。五歳のときだ。三年後には、兄・孝太郎は大阪府内の施設へ。続いて、姉、妹も、高知の施設へ送られた。家族が完全にバラバラになった。

中学にあがるときに美賀子も、大阪の白鳥寮に移された。幸い定時制高校に通え、歯科衛生士養成の専門学校を卒業して、安定した職にも就けた。美賀子にとって人生でいちばん楽しかった時期だ。結婚してからが苦難の連続。一人娘も、最近、祖父の病歴がもとで交際を断たれるという差別を受けた。「理解があるのと、家族になるのは、違うんですね」との言葉が、耳に残る。

失われた幼少期の記憶

〔生まれ育った大阪での〕記憶は、ほとんどなくて。ひとつだけね、薄暗いお部屋で、大きなお魚、鯛《たい》があって、「お誕生日やから、最初にお箸つけなさい」って言われて、チョッチョッと突《つ》ついた記憶がある。

〔それと〕私、足首に傷があるんですね。藁《わら》を切る鎌に足を挟んだんだっていうのは、兄から聞きました。うんと小さいときだと思う。〔疎開先だったとか、そういう〕記憶もぜんぜんない。

〔四歳で母が亡くなったときの記憶も〕ない。母の顔は写真で〔見るだけ〕。

同じ環境で家族も一緒だったら、三、四歳のころの記憶が甦《よみがえ》りやすいけど、ガラッと環境が変わると、もうぜんぜん消えてしまう。〔親が一緒だったら〕アルバムを見ながら何度もリピートするけど、〔家族がバラバラになったら〕それ二度と聞かないわけですから、忘れますよね。

ふわっと柔らかい記憶に包まれた長島愛生園

愛生園の保育所は、囲いの中で守られていたんですね。だから、長島愛生園にいたときの記憶は、海がきれいだったとか、お花が咲いてたとか。山辺《やまべ》に楚々《そそ》とリンドウやキキョウが咲いてる。ユリも咲いてました。砂浜には薄紫の浜昼顔も咲いてた。子ども心にね、ああ、きれいだなかったです。

と思って。愛生園の記憶としては、そういう、ふわっと柔らかい記憶が残ってて、辛《つら》い経験はな

〔愛生園の保育所には、小学校を卒業するまで七年いました。愛生園の分校は〕一、二、三〔年〕が「愛の組」、四、五、六〔年〕が「誠《まこと》の組」、中学生が「望《のぞみ》の組」だったと思うんですけどね。〔クラスが〕三つありました。先生の手が足らないから、私、先生の代わりに教えた記憶があります。「ミカちゃん、教えておいて」って言われて、自分が先に習ったのをあとから入ってきた子に教えた。私、お利口だったんです（笑）。〔先生たちは〕意地悪じゃなかったです。ただね、虫明《むしあげ》から保育者としてお手伝いとして来られた女の方がね、みんなが持ってないような、いいソックスを履いてらして、「あ、先生、それいいね」ってみんなが言ったら、「あげるよ」と言って、〔靴下を履いたままの〕足を伸ばしたんですね。なんか自分が辱《はずかし》められたような気がして、その光景だけは覚えてます。

家族の情愛が薄い私

〔病気の親との〕面会日は月に一回。グランドに父や他の親《ひと》も来て、そこでボソボソと会うんですね。私が覚えてるときは、もう兄たちはいなかったから、私が最後まで〔愛生園の保育所に〕いたのかなぁ。

〔家族の〕情愛が、私は薄いですね。きょうだいとの関係とか、父と離れてもさみしいとか〔あんまり感じない〕。兄と姉は「おとうちゃん」って言うんですね。兄と姉は大きくなるまで〔大阪の家で〕一緒にいたからね。私、「おとうちゃん」なんて言えなかった。

一度だけ、面会のときに、粉を油で揚げたフライ菓子を父が持ってきてくれて、「これは、なにも手で触ってないものだ」って。〔父も、この病気がウツルという意識から自由に〕なってなかったですね。「ぜんぜん触ってない」って説明してるのを聞いて、ああ、お父さん、気ぃ遣ってるなって思ったのを覚えてます。

〔兄は愛生園にいたときは、職員に見つからないように〕隠れてでも〔父に会いに〕行ってました。〔父に会いに〕行きたいという気持ちは、私は〔なかった〕。小さいときの一年、二年〔の差〕って大きいですね。

訴訟の原告になってから聞いたんですが、姉はお休みの日に〔愛生園に〕行って〔父の部屋に〕泊まってるんですね。父は専用のシーツを〔用意〕してたって。私には〔父に対する〕そういう情が〔ない〕。

〔三年したら〕兄は〔大阪府内の〕施設に行って。〔やがて〕姉と妹も四国の施設に行った。〔当時は、きょうだいがどこへ行ったか〕ぜんぜんわからなかった。〔別れのあいさつをした記憶も〕ない。

兄や姉たちは、ハンセン病の子《ひと》たちばっかりじゃないところに行ってるんです。私は大阪の白鳥寮っていう〔同じ境遇の〕子どもたちばかりの施設《ところ》に行った。〔白鳥寮は〕ちょっと広い、平屋の一軒家です。お台所も普通より広くて。廊下があって、両側に部屋があって、二人ずつだったですね。

その地域はちょっと貧しい地域、同級生の女の子の運動靴、履き廃《すた》れて、足の親指がキュッと出る。恥ずかしいから、指でちょっと押し込む。でも、汚れてるけど、それは普通の白い靴だったんですね。私が履いてるのは、まっさらの新品。戦争中にたくさんつくって余った黒い靴。私、親指が出るのでいいから、あっちがいいと思ってて（笑）。

〔白鳥寮に行ったころには〕父の〔病気が差別されるって〕ことが、はっきりとわかったから、隠さなきゃと〔思うようになりました〕。だれに教えられてもいないんですけどね。〔でも〕周囲の人たちは〔白鳥寮が〕ハンセン病〔患者の子どもの施設〕だとは知らなかったみたい。親がいない子が集められてる施設だと。でも、みんな貧しくて、生きるの一生懸命の人たちでしたからね。いじめられた記憶、なんにもない。試験前にはノートを借りに来る友達《ひと》がいたぐらいだから。〔白鳥寮で世話をしてくださる〕スタッフはお二人でした。大野悦子先生とO先生。大野先生はもうお年を召した先生でした。

〔家事は〕みんなでお当番でやりました。〔もう〕中学生〔ですから〕。一駅先の市場に、買い物を書いた紙と「通い帳」を持って、帰りの電車賃をもらって行くんですね。行きは歩いて、帰りは荷物があるから〔電車に乗る〕。当時は途中が草っ原で、寝転がったら外から見えないぐらい草が生えてて。で、ぼぉっと雲を眺めたりね。そして、「今日は豆ご飯」っていうと、みんな、ちょっと楽しみ。私、お食事当番のときね、お豆を入れるの忘れて（笑）、恨まれたの覚えてます。〔白鳥寮にいたのは〕一〇人ぐらいだったのかな。私たちで、普通の木の蓋のお釜でご飯つくれるぐらい〔の人数〕でした。

でも、白鳥寮に元いた人じゃなくて、愛生園の保育所にいた人たちが、外に出て〔から〕お休みの日に行くとこなくて、遊びに来てましたね。兄も給料日になると、お菓子をいっぱい買い込んで来ました。

〔中学卒業目前で〕学校の先生が「〔美賀子さんを上の〕学校にやってほしい」って言いに来てくださった。私、ミシン刺繍《ししゅう》〔の仕事〕に住み込みで行く予定だったけど、しばらくは白鳥寮に置いてもらって定時制高校に通いました。

〔しかも〕大阪歯科大学の梅本〔芳夫〕先生という〔ハンセン病の問題に〕理解があって救癩《らい》奉仕団をしてらした先生が、〔私を〕研究室の補助員に雇ってくださった。まぁ、いろいろやりましたね。試験管やシャーレに培地をつくる。使用済みを高圧滅菌機で殺菌して、洗って乾熱する。ラットの世話も。私が餌をやるのを忘れて共食いをして、かわいそうでした。あと、研究室のお掃除とか、湯沸かし室にお湯をもらいに行くとか。お昼前には、「ぼく、カレーの卵入り」とかってお食事の注文。まだ一五か一六で、自分でもよくやったと思って。

〔梅本研究室は〕枚方《ひらかた》にあって、すごく遠かった。朝七時すぎには電車に乗る。高校に行って帰ってきたら〔夜の〕一〇時前。いつも眠かったです。

〔定時制を終えたら、歯科衛生士の〕専門学校へ行った。〔そのころ〕兄と妹と〔一緒に〕アパートで〔暮らしました〕。姉は住み込み〔の仕事だったかな〕。そのあと、市営住宅にいたときに、愛生園から父を呼びました。カレーをつくったのを覚えてます。お父さんは「カレーは、島でも、よく食べるんだ」って（笑）。こっちはご馳走《ちそう》をつくったつもりだったのに。

牧師に求婚されて

私は、学校に行ってる間と勤めてから結婚するまでの間が、人生でいちばん楽しかったです。あとはもう苦労ばっかりしてきました。

大学〔病院に勤めているとき、ある〕先生が「紹介したい人がいるから、履歴書を書いてください」って。お見合いの話。私、うやむやにして、放《ほか》してしまった。もしそれで断られて、断られた理由がハンセン病のことだったら、私、せっかく、こうやってみんなと楽しく仕事〔してるのに〕ここにおれなくなると思って。もう一人、気があうねって感じてた人もいたけど、それもうやむやにして逃げました。

　クリスチャンの梅本先生〔の感化で〕、私、教会に行ってたんですね。改革派教会でしたけど、大きな教会〔の信者さんたち〕が自分たちで献金しあって、伝道所をつくるんです。二戸続きのアパートが伝道所で、そこに独身の私が住んで、月に一回の集会をしてた。そこに神学校を出たての牧師が来たんですね。その方が「結婚してください」って言ってくださって。私もさみしかったし、「はい」って言っちゃったんですね。〔一九七九年、三七歳で結婚しました。〕結婚するとき、嘘《うそ》はしたくないし、あとから調べられるよりと思って、父のことも自然にスッと言った。

　結婚式の前に、むこうの実家にごあいさつに行ったんですね、二人で。そうしたらお兄さんがね、顔を見るなり夫に「おまえはアホか！」って言ったんです。〔涙ぐみながら〕〔夫となる〕牧師は「そんなことを言ったら、美賀子さんに失礼だよ」って言ってくださった。でも、お母さんは〔お兄さんの言葉に〕反対しなかった。私はその場でもう〔結婚は〕やめたかったけど、教会の人たちも〔私たちが結婚することは〕ご存じだし、〔そのまま〕結婚しました。

　義母《おかあさん》が律儀な方で、〔私の父に〕ごあいさつに行かなきゃということで、私と主人と義母《おかあさん》の三人で長島に行った。父は気兼ねして、何重にも封したままのお菓子を出して。だれも湯呑《おちゃ》にも触れず。私、お茶飲めばよかったって〔後悔しました〕。義母《おかあさん》がね、帰りに、「ずっと、生唾《なまつば》が出て呼吸がしにくかった」って言ったんですね。偏見ていうのは〝いい人〟たちにも染み込んでて、空気まで息しにくくなっちゃうんですね。私、『橋のない川』という被差別部落の本を読んだとき、私たちの差別とダブるところがあるなと思いました。

娘が生まれたのが〔一九八一年の〕一一月。父が亡くなったのが、同じ年の一二月。それで、私、お葬式にも行けなかった。でも、主人の母が義理堅い、きちっとした人で、〔愛生園まで〕お葬式に行ってくれたんですね。それは、私は感謝してますけどね。

結婚前に電話で父に「結婚することになって、〔相手は〕牧師だ」って言ったら、「覚悟がいるよ」って言われたんですね。父の言うとおりでした。私もあんまり素直な嫁じゃなくて、言われても、そう思わなかったら反抗するところもあったし。主人からも、義母《おかあさん》からも、あまりかわいくない嫁《ひと》だったと思う。結局、〔二〇〇二年に〕離婚しました。

娘への早すぎた告知

娘が一人いるんですけども、夫《おとうさん》や義母《おばあちゃん》から聞くよりも、私から聞いたほうがいいだろうと思って、私としてはだいぶ覚悟して、「おじいちゃんはね」って話したんですね。「おじいちゃんは、明るくて面白くて、やさしい人だよ」って、いい面を思いつくかぎり〔言ったのね〕。だから、娘が教会で、〔周囲の〕偏見への恐れもないままに、「私のおじいちゃんはハンセン病でね」って言ってしまった。〔そのとき娘は〕小学生。〔教えたのが〕早すぎたんですね。〔のちに〕私が仲良しの〔教会の〕方と〔一緒に〕旅行したとき、その方、戦争中の苦労話をいっぱいしてくださったから、「私もね」って、私も父のことを言ったんです。そしたら、「あ、知ってるよ」って。みんな知ってて、腫れ物に触らないでいたんですね。

私、娘にかわいそうだったと思ってます。クールなんですね、親としてね。私自身が〔ずっと集団生活でしたから〕個別の愛情を受けて育ってない。〔普通の〕親だったら、他の子をほっといても、わが子がかわいいでしょ。でも、私、教会にいたから、他の子のほうを大事に大事にって気を遣ってました。〔よその子が〕甘えてきたら、その子をかわいがって。終わって家へ着いたら疲れてる。娘はさみしかったと思います。

六〇年ぶりの再会

五、六年前かな、それこそ六〇年ぶりに、保育所の人たちみんなで長島に行ったことがあるんですね。〔近くの〕国民宿舎に泊まって。その人たちとはぜんぜん会ってない。名前はうろ覚え。だけど、その人たちに会ったときに、すごい解放感があった。やっぱり、心の奥底に秘密をもって〔生きてき〕たんですね。みんなと会ったら、隠し事がいらない。べつに、その隠し事を〔口に出して〕言うわけじゃないけど、なんだ、これは、っていう感じの解放感でした。〔私が住んでる市で〕福祉会館の高齢者の集まりがあると、回想法とかいって、子どものころはこんなんだった、あんなんだったって、ありますね。それ、私、あんまり好きじゃない。私、山道にリンドウが咲いててねとか、海岸がきれいだったとか、子どものころのいい思い出なんてぜんぜん言えないです。〔他の方は〕満洲《まんしゅう》からの引き揚げ、こんなに大変だったって話して、みんなに共感してもらってね。私は、言えないことばっかりです。

一年前に娘が交際を断たれて

これは一年前のことで、はじめて話すんですけど。娘はいろいろあって、心を病んで。いま家で二人でいるんですけど、絵が上手で〔展覧会に〕出したりしてるんですけれどもね。お付き合いをしてた人がいて。その方もクリスチャンで、教会の人と一緒に長島愛生園にはじめて訪問したんですね。その訪問する前に、娘がね、「おじいちゃんはハンセン病だったんだ」っていうことを言ったんですね。で、愛生園《むこう》に行って、私の父が〔生前は愛生園の〕教会の会計係してたとかそんなことを聞いてきたんですね。そのすぐあと、付き合いがなくなった。私、〔涙声になりながら〕娘によぉ訊《き》かないんですけど、かわいそうなことをしたなと思って。教会の人たち、〝いい人〟で、すごく理解があるから、〔娘は〕言ったんだと思うんですけれども、理解があるのと、家族になるのは、違うんですね。もう〔私の〕父は〔死んで〕いないんですけれども、そこにいたっていうだけで、孫の代までそんなに苦しむなんて、ひどいです。

〔私は娘を愛生園に連れていったことはないです。〕娘も行きたいって言ったんですけど、行ってない。〔娘が子どものときは一緒に行けるような〕雰囲気じゃなかった。主人が牧師でしたから。教会が忙しくて、すごい大変でした。お休みの日なんか、なかった。娘が不登校したおかげで、何度かドライブには行きましたけどね。〔夫は〕気が、忙しい。小さい伝道所《ところ》だったから、大変でした。住んでるところが伝道所《きょうかい》だったから、お台所もみんな一緒でね。片づけて。お座布団敷いて。

娘のことがあってから、もう、私、胸が苦しくなります。あんなにちゃんとお付き合いしてたのにと思ってね。理解があることと、家族になるのは違うんだって、つくづく思います。

娘のことが心配です。お付き合いしてたときは、元気で働いてたんですけどね。いまは、ちょっと、長期に休んでる。感受性のすごく鋭い子でね、心を病んでしまってね。

8 生母と会ったのは中学生のとき

第1章から第7章までの語り手は、みなさん「白生会」のメンバーであった。「白生会」とは、白鳥寮の「白」と愛生園の「生」をとって名付けられている。つまり、愛生園の附属保育所および／または大阪の白鳥寮の体験者であった。他の療養所の附属保育所の体験者の語りに移る前に、第5章の竹野正和さん（仮名）の語りに登場した大浜文子女史の〝末っ子の養子〟の語りを紹介したい。

第8章の語り手は中島洋一《よういち》さん（仮名、以下敬称略）。実母は一九四七年、駿河《するが》療養所に入所。一九四八年一月、療養所にて洋一は誕生。生後三カ月で大阪の大浜女史に引き取られた。

当時大阪府の「癩《らい》予防係」であった大浜女史が、自分が入所の世話をした女性の患者が産んだ子を手元に引き取って育てたのは、駿河療養所には附属保育所が整備されていなかったという状況のなかでの選択であった。

聞き取りは二〇一八年一二月、大阪市内の弁護士事務所にて。聞き取り時点で七〇歳。

生後三カ月で大阪へ

だれに聞いたかちょっと定かではないんですけど、生後三カ月で大浜先生のとこに来たような話なんです。ぼくの産みの親を静岡の駿河療養所へ連れてきたんが、たぶん大浜先生やと思うんですね。うちの生母《ははおや》は、離婚になってから療養所に行った。〔その後〕ぼくが宿っていたいうのがわかった。ほんで、ぼくの想像では、産みの親が大浜先生に「じつは子どもができた」「でも、ここでは産めない。だから、堕《お》ろす」いう話をしたところ、大浜先生が「そうやったら、私が育てるから、産め」と。

〔それがぼくが生後〕三カ月で大阪に来たいういきさつなんです。そのときは、大阪の東淀川《ひがしよどがわ》〔区〕の柴島《くにじま》に職員住宅《いえ》があって、すでにもう女の子〔たち〕もいてたみたいですね。〔ぼくが〕二、三歳のときの写真〔が残っていて、二〇歳過ぎぐらいの〕女の人が四人ぐらいと、男の人が一人〔写ってる〕。その男の人いうのは、ＫＡいうて、徳島のほうの人でね。十何人きょうだいの長男で、どうも家庭が貧しかって、大浜さんとこへ預けられたような人だと思います。当時、二〇歳ぐらいだったたんちゃうかなぁ。

〔物心ついたときには、大浜先生をぼくは「おかあちゃん」と〕呼んでました。

ぼくが幼稚園にあがる前に、都島《みやこじま》区の大東《だいとう》町のほうへ移って、大浜先生が洋裁店と美容室をやりましたわ。洋裁店のほうは、四国や九州の療養所の〔入所者の〕娘さんがいてました。美容室のほうは、そういう関係の人はいてなかったように思う、記憶では。

赤川寮での暮らし

〔昭和三〇年（一九五五年）には旭区《あさひ》の赤川町《あかがわ》に移った。そこは〕三〇〇坪ぐらいありました。そこで本格的に、療養所の〔附属保育所修了の〕子を集めてやったわけですね。〔二〇代前半の女性が二〇名〕ぐらい、いてました。奄美大島《あまみおおしま》の子が姉妹《きょうだい》で来てたかなぁ。あとは、東北や九州のひとが多いかったですね。四国の子も一人、二人ぐらいいてたかなぁ。〔大浜先生は、そういう〕店の子たちには、けっこう厳しかったですね。そんなガミガミ言う人じゃなかったですけど、ダメなことは「絶対ダメ」。

ぼくには、やさしかったですけどね。〔でも〕ぼくも、やっぱり店が忙しかったみたいで、触れ合ういう時間があんまりなかったんですよ。朝出てったら、夜遅く一二時とかそんなんしか帰ってけぇへんし。

ぼくは〔大浜先生の庇護《ひご》のもとにあったから〕他人《ひと》からいじめられたとかね、そういうの、あんまりないんですよ。〔ただ〕一回だけ、めっちゃ嫌な思いをしたことがある。小学校三年生のときやった思うんですけどね。冬休み、通知簿をもらうときにね、保護者の名前とぼくの名前が違う。〔養子縁組をしてたわけじゃないんで〕保護者は「大浜文子」、ぼくは「青山洋一」。友達にそれを見られてね。それからずうっと長い間、「おまえは、もらいっ子や、もらいっ子や」っていじめられて。ぼくは理由もなんもわからない。〔でも〕母親《おおはません》せい》に聞くこともできないし。それで悩んだこともあったんです。

〔大浜先生がどんな人だったかって〕どう言うたらええかなぁ。ぼくとしては、非常に感謝してます。立派な人やし。「自分自身も、こういう仕事をするのを母親に反対された。もう縁を切るというようなことまで言われた」と、そんなんもちょっと聞きましたね。それを押《お》し退《の》けて、社会に貢献するいうたら、ちょっとあれかもしれないけど。淡路島出身の人なんですね。

註釈：大浜女史のハンセン病問題へのかかわり

ここでちょっと註釈《ちゅうしゃく》。一九五三年（昭和二八年）七月二一日の第一六回国会参議院厚生委員会に参考人として出席した大浜文子の発言記録、『閉ざされた島の昭和史——国立療養所大島青松園入所者自治会五十年史』（一九八一年）、藤楓《とうふう》協会『創立三十年誌』（一九八三年）での記述を参照して、大浜女史のハンセン病問題へのかかわりをざっと見ておきたい。

一九三二年（昭和七年）六月三日、大島青松園に「入所患者の子弟委託の付属保育所開設」。このときから八年間、大浜は附属保育所の保母を務める。一九四〇年（昭和一五年）からは大阪府職員に転じ、一九五三年（昭和二八年）までの一三年間、「癩予防係」として「約千人ほどの患者を療養所に護送」。「患者家族の苦悩なり患者の窮状などを肉親的な気持で見る」につけ、府職員としての仕事の「かたわら未感染児童たちを養育」するに至る。一九五三年（昭和二八年）に大阪府を退職後は、藤楓協会の援助を受けて大阪の「赤川寮」の管理者をつとめ、療養所附属保育所修了者たちの職業訓練指導にあたった。しかし、健康を害し、一九七〇年度（昭和四五年度）末をもって引退。じつに三九年間にわたってハンセン病罹患者《りかんしゃ》とその家族の人たちに〝献身的〟にかかわったことになる。

洋一の語りに戻る。

幼いときの朧《おぼろ》な記憶

駿河療養所は、初めて行ったんが、たぶん幼稚園ぐらいのときやった思うんです。むこうに着いたんがもう夜でね。たぶん三島からバスに乗って、なんかゴツゴツした山道をずっと登ってったん、覚えてますわ。え、こんなとこに何があるんかな思いながら。その恐《こわ》い真っ暗な道をバスで行ったのしか記憶ないです。むこうで泊まった記憶もない。〔実母と〕会《お》うてんかどうかも、記憶、ぜんぜんないです。

〔それと〕学校にまだ上がってなかったときに、〔母方の〕おじいさんに一回会うたような気がする。それは、西宮《にしのみや》〔の北のほう〕なんですけどね。大浜先生に一回、連れていかれたことがあるんですよ。でも、夜、時間が遅かってね、家がわからなくて、探して探して、人に聞いて聞いて、〔やっと〕辿《たど》り着《つ》いた。でも、顔とかそんなん、ぜんぜん覚えてないです。〔その後の〕交流はぜんぜんない。

中学生のとき産みの親と会う

自分の〔産みの〕母親がハンセン病療養所《そういうとこ》に入所してるいうのが、だいたい想像がつきだしたんが、中学生くらいのときやったと思うんですよ。中学生ぐらいのときに、大浜先生から「明日、静岡から親戚のおばちゃんが遊びに来る」いう話を聞いて、あっ、おかあさんちゃうかなと感じたんですよ。で、来はって、「あ、ヨウちゃん、大きくなったねぇ」言われたんやけど、なんか、自分としてはぎこちない気持ちでした。けっきょく、「あれが、あんたのほんまのおかあちゃん、産みの親やで」というのは、大浜先生からは聞かず〔終《じま》いでした〕。〔実母は後遺症は〕ほとんどなかったですね。ちょっと、右手が曲がってる程度で、あとはもう別に、なんにも。

それまでに、そういう療養所の先生たちが、学会とかあんなんに来たときに、うちに泊まってるんで、ハンセン病とかそういうことを意識するんじゃなくて、なんかしてるなぁというのは感じてたいう感じですね。〔先生たちの〕名前をけっこう覚えてますよ。野島〔泰治〕先生〔大島青松園園長〕とか、田尻〔敢（いさむ）〕先生（のち菊池恵楓園園長）とか、〔長島愛生園園長の〕光田〔健輔〕先生とか。「大きくなったなぁ」言うて、〔よく〕遊んでくれました。

〔それと、藤楓協会の〕理事長になった濱野規矩雄《はまのきくお》先生も、うちへよぉ来ましたよ。ぼくも、大浜《ははおや》先生に連れられて藤楓協会も何回か行きました。

ほんで、けっこう〔療養所に〕入所してる人も、大阪へ出てきたらうちへ泊まって、家族のとこに会いに行ったり、そういう人もいてました。見た感じ、あ、ハンセン病やなって思うような人は、あんまり来なかったですね。まぁ、一人だけいたはったかな。もう、完全に指がこんなに曲がった人もいてたし。あとは、目の不自由な人やけど、手とかには障害はない、そんな人たちですね。〔ぼくは小さいころからそういう人と〕接触してますから、ぜんぜん、違和感はなかった。療養所にも〔大浜先生に連れられて〕あちこち行きましたから。長島愛生園、あそこはよく行きました。邑久《おく》光明園も行きました。

愛生園には、あんとき、高校があったんかな。そこを卒業した子なんかも、大浜先生とこにもよく来てました。〔社会復帰するときの足掛かりですよね。〕

〔自分の名前のことは〕高校あがるときに戸籍謄本とったら、「中島洋一」になってた。「青山」はたぶん、実母《ははおや》の園名ですわ。本名は「中島文子《ふみこ》」。たまたま、大浜文子《ぶんこ》とおんなじ文子なんです。

結婚を大浜先生に反対される

ぼくは学校は高校まで。普通科。卒業して、コカコーラに入社。二年ぐらい経《た》ったときに、大浜先生《ははおや》に「店、手《て》伝《つど》うてくれ」言われて、会社辞めて、しばらく洋裁店を手伝うてました。車であっちこっち回って洋服の注文をもらったりしてました。けっこう、お得意さん、ありました。敷紡〔敷島紡績〕とか鐘紡の女子寮にも入っとったし。〔日紡〕貝塚のほうも入ってたし。大浜先生《ははおや》を乗せて、注文取り。〔服飾関係の〕雑誌を見て「こういうデザインで」。「〔じゃ〕生地を選んでください」。そやから、〔車には〕生地もいっぱい積んで。で、近所の人も〔お客さんで来ていた〕。店にも、生地もちゃんと飾ってましたし。

それで、二一ぐらいのときに結婚〔しようとしたら、大浜先生が大反対。理由は〕「まだ若い」。でも、家の中ではぼくも、なにもかも自分でやってたんですよ。先生《ははおや》が忙しいて、なんもしてもらえない。女の子〔たち〕も仕事が忙しい。なにもしてもらえない。ご飯も一人で食べなあかん。そんな状態やったんでね、なんか、自分のことをしてくれる人がほしいなんて〔思って〕。〔相手は〕店の女の子。その子はハンセン病は関係なくて、和歌山から出てきて、近くの洋裁学校へ住み込みで働いてはって、大浜先生《ははおや》とその学校の先生が知り合いやって、「ほんなら、うちでちょっと働いてくれへんかぁ」いうて来た子なんです。〔彼女のほうが〕二つ年上でしたね。

もう、反対されて、反対されて。けっきょく、ぼく、家を出てしもうて。

そのうちに「家へ帰ってこい。手伝え」言われて。まぁ、住まいは別でしたけどね。そんで、そうこうしてるうちに大浜先生は倒れてしまって、寝たきりになったんで、徐々にそこも閉鎖みたいな感じになってね。ぼくが二三ぐらいのときでしょうね。

結婚するときは〔結婚相手には実母の病気のことは〕黙ってましたわ。そのころ、いろいろ新聞なんかで「伝染病や」「子どもに出てくる」とか言われてたんで、それ言うたら、むこうの親も反対するやろうし〔と思って〕。子どもできてからやったと思う、〔嫁に〕話をしたのは。「じつは母親がこういう病気で、こういうとこにいてる」って。〔実母に子どもを〕見せに行くときに。見せに行ったら〔母親は〕喜んでくれました。まぁ、それまでも、ぼくも何回か行ってたんですけど、一人で。

離婚と再婚

子ども二人いて、離婚してしまいました。〔離婚はハンセン病とは〕関係ないです。上もまだ小学生やったし、下の子が二歳。〔子どもらは〕むこうが引き取りました。「養育費はいらん。五〇〇万くれたらいいから」言うから、それは新しい嫁の母親が出してくれました。後《のち》にわかった話なんですけど、うちの実母《ははおや》が毎月一〇万か一五万、仕送りしてたみたいです。〔ぼくの離婚に〕怒って、怒って。それ、ほんま一〇年ぐらい前に、「私がずうっと仕送りしてたんや」聞いて。

いまの家内と結婚するときは、もう、はじめに話しました。〔言うときには〕緊張しました。どうしようか、黙っとこうかな思ったんですけど、自分もそこそこ〔の〕年齢になってましたし、いちおう話、しとこうかなぁ思うて。〔反応は〕「あ、そうなんやあ」いう感じで、べつに〔忌避するとかは〕なんにもなかった。

子どもも一人、生まれました。〔でも〕実母《おかあさん》はぜんぜん会ってくれなかったです。ぼくが前の嫁を捨てたいうあれで怒ってるんです、ずうっと。いまの子どもは会わず。嫁も会わず。けっきょく〔最期まで〕会わずでしたわ。

で、〔ぼく〕一人で、年に二回か三回ぐらい会いに行ってました。〔でも〕やっぱり、ちょっとなんか違和感があるんですよ。なんとなくね。いつも、あんまり話もせぇへんし。夜中に車で出て朝着いて、朝ご飯を一緒に食べて。お昼食べて。ほんならもう、「早《は》よ帰れ、早よ帰れ」。あんまり、話をする間もないぐらい。でも、帰るときは、もう、目、いっぱい泣いてましたね。ぼくも辛《つら》かったですね。〔子どものときの長い空白があったせいか〕「おかあちゃん」って呼べなかったですね。そやから、「おかあちゃーん」って言い出したんは、ほんまに、もう亡くなるちょっと前からですね。〔母は〕平成二五年（二〇一三年）に亡くなりました。九〇歳でした。

〔駿河療養所での〕お葬式に行きました。一周忌も行ったんかな。〔遺骨は、いったんは〕こっちへ引き取ったんですけどね、「みんなと一緒のほうがええんちがうかぁ」って、いまの嫁も言うたんで、そやったら、〔母が園内で再婚してた〕義父《おとうさん》とか、他の人みんなと一緒のほうがいいやろう思うて、むこうへ戻したんです。で、いまでも年に二回は、納骨堂へ行ってます。息子と一緒に。

〔子どもたちには〕大人になってからやけど、「おばあちゃん、こういうところにいてたんよぉ」って伝えてます。前の嫁の子どもたち二人も、いまの息子も、知ってます。〔子どもらは〕「あ、そうなん」いう感じですね。〔息子は〕たまに、知らんうちに一人で、夜中、車に乗って、お墓参り行ったりしてます。

原告になってから被害が見えてきた

〔家族訴訟のことは〕新聞で知りました。女房がね、「おとうさん、こんなん載ってんでぇ。裁判起こすとか言うてるでぇ。すぐ連絡しぃ」言われて。ほんで、〔熊本の〕「菜の花〔法律事務所〕」に連絡したんです。被害者意識はそんなになかったんですがね。まぁ、協力できることがあればしようかなぁと思って。

〔でも〕会報（ハンセン病家族訴訟弁護団つうしん）を送ってもらってるんで、それ読みながらね、最近になって、ああ、〔自分も〕やっぱり、被害者《そう》なんかなぁ思うようになりました。

あのね、子どものころでも、近所の人に、赤川寮がどういう人が集められてるかいうの知ってる人もなかにはいてた思うんですよ。ぼくは、そのへんではおっきい家に住んどったし、近所の子からは「ぼんぼん、ぼんぼん」呼ばれとった。ほで、あそこへ行ったらお菓子もあるし。そんなんでね、子どもはよぉ集まってきてたけど、なかには一人二人、来《き》ぃへんようになった子がおったりして。「おまえ、最近、いっこも遊びに来ぃひんやんけぇ」言ったら、「あそこへ遊びに行ったらあかん言われたん、おかあちゃんに」とか言うて。そのときは、ぼくは理由はなんにもわからず〔でしたけど〕。

あと、いちばん悔しい〔のが、自分の父親のことがなにもわからないこと〕。いまでも知りたいですね、どんな人か。生きてたら会いたい。もう、たぶん生きてることはないでしょうねぇ。

それをね、実母《ははおや》に聞きたかってんけども、聞けなかった。昔のことを、自分の気持ちで掘り出すのが、なんかかわいそうでね。健康な、普通の母親やったら、ぼくはたぶん聞いてた思います。

9 裁判で父娘関係認められず

山川エイさん（仮名、以下敬称略）に初めて会ったのは、二〇〇五年、東京高等裁判所で「父子関係死後認知請求訴訟」の控訴審の弁論が開かれたときであった。私たちは彼女に聞き取りの申し入れをしたが、「先生に聞き取りされたら、弁護士さんにも内緒にしていることまでしゃべっちゃうから、嫌だ」と断られた。裁判は、一九九八年に国立療養所「栗生楽泉園《くりうらくせんえん》」で亡くなった父親との親子関係の認知を求めるものであったが、父親の死後三年の経過を理由に、訴えは形式的に斥《しりぞ》けられた。

エイが「ハンセン病家族訴訟」の原告となったことで再会がかない、二〇一八年八月、東京都下の弁護士事務所でお話を聞いた。

エイは一九五〇年、福島県の生まれ（聞き取り時点で六七歳）。父親は一九二七年、朝鮮半島の生まれ。母親は一九三一年、福島県生まれ。父親は一九五三年四月、エイが二歳のとき、楽泉園に収容。エイは、小学校一年の途中から中学三年の途中まで、まる八年を楽泉園の附属保育所で過ごした。一歳下の弟も一緒だった。

父親が収容されて

〔父の本当の名前は〕李なの。〔生家は〕すごいとこだって。〔しかも〕「おれは長男だから、偉いんだ」って。父親の親が、戦争が始まったからって〔徴用されないように父を〕逃がして、船に乗せて、日本に来たっていう話をしてた。一七、八のときじゃないかな。

〔福島県で暮らしてたときの記憶は〕ない。親から聞いたのは、〔父親の収容のときに住まいに〕ロープを張られて、変な白い粉みたいなのを振りかけられて。〔残された私たちは〕草津に来て長屋に〔住んだ〕。〔私は〕「バルナバ幼稚園」に通った。〔その幼稚園には私以外にも〕お父さんが同じ病気の人がいた。先生がハンセン病の人たちのことを理解してて、幼稚園で意地悪されたという記憶はない。そのころは、たまに父親が〔うちに〕来た。

〔小学校にあがる少し前、母親が姿を消して、楽泉園の〕父親の療舎《へや》へ連れていかれた。〔四月から〕は父の許《もと》から町の草津小学校〔へ〕通った。父親がよく言うには、「おれは病気〔で神経痛〕が痛いのに、おまえがいつも学校のそばまで送っていけつって、いつも送っていったんだ」って。

〔父の部屋にいたときは〕お弁当がすごい楽しみだった。朝、昼、晩って配食《べんとう》が来るじゃないですか。〔それを分けてもらって食べた。〕でかい部屋に男の人ばっかり、五、六人いた。ちっさい子いなかったから、〔他の部屋のおじさんたちも〕「なに食え、これ食え」って、いろんな物を持ってきてくれた。〔そのなかには、朝鮮の人も〕いっぱいいた。

〔父親は字は〕書けない。カタカナだけ。父親《おじいさん》が亡くなったときの遺書は、「ミナサン、アリガトウゴザイマシタ。オセワニナリマシタ」。お葬式やるお金とかは、父親《おじいさん》がみんなやってくれてた。土方の親方みたいな感じで、園の外へ出て仕事やってたから。だから、大きくなってから年に一度、楽泉園《くさつ》へ行くと、「これで生活しろ」って、お金を渡された。

附属保育所暮らし

〔小学校一年の夏の終わりに〕保育所に移った。〔保育所には子どもが〕いっぱいいた。〔建物も〕おっきいし、〔部屋も〕いっぱいあって。体育館まであった。温泉場と自分たちが住んでるとことは、通路がすごい遠いの。そのあいだ、笹《ささ》とかなんかがあるから、お化けが出るんじゃないかと思って。体育館のまわりも通んなきゃいけないし、便所の横を通っていかなきゃいけなかったから、おっかなかった。

〔保育所は〕男部屋と女部屋が分かれていて、弟とは部屋が別だから〔きょうだいでも〕あんまり〔接触は〕ない。〔上級生が〕威張《えば》るってことはなかったけど、なんせ〔私は〕ちっちゃいから、「おとなしく、そこにいろ」と言われれば、「はい」って。

〔バルナバ幼稚園を運営してた〕松村神父の娘さんが〔楽泉園の〕保育所《しせつ》の保母《おかあさん》をやってた。

私は、その人に嫌われた。なにやるにも突慳貪《つっけんどん》な〔態度で接された〕。で、私は西堀やまさんという保母《ひと》にはかわいがられた。「おかあさん、おかあさん」って〔慕った〕。

小学校でのイジメ

〔私のときは分校じゃなしに〕町の草津小学校だった。歩いて一時間半。〔行くときは〕みんな一緒に。

小学校のときの思い出はぜんぜんない。いい思い出つうより〔思い出自体がない〕。ああ、体育の時間にはよくボールをぶつけられてた。狙い撃ち。〔でも、学校は〕休まなかった。服とかそういうのは、おさがり。長靴なんかも、穴が開いたらゴムでツギをする。きれいな服は着たことなかった。〔一目見れば、施設の子って〕わかる。〔イジメは〕だいぶやられた。こうやって手を曲げて、「らい病」「バイ菌」「ウツル、ウツル」って言われた。一人やるとみんな面白がってやる。〔いつも〕泣いてた。もう学校中で、あいつは泣き虫だっていうレッテル貼られた。

施設は帰りたくない場所だった

〔学校からは〕途中で道草して帰るから、〔施設に〕帰ると六時過ぎてて、閉め出しをよく喰《く》った。なんせ、施設へ帰ってくるのが嫌だった。男の先輩《ひと》から悪戯《いたずら》される。布団部屋の押し入れの中へ連れ込まれたり、体育館のトイレの中に連れ込まれたり。〔私に〕悪戯したのは〔一〇代後半の人たち〕。私、小学校一、二年生で、〔何されてるのか〕ぜんぜんわからないから、飴《あめ》くれるとか、物〔に釣られて〕。そういうところを保母《おかあさん》たちに見られてるから、よけい〝あの子は〟っていうふうに、嫌われて。

すごく嫌だったの、それ。すごく怖かった。だから、お風呂へ行くときでも、その道中、怖くて。〔松村保母は〕「だれだれさんから言われても、〔付いて〕行っちゃダメよ」って言うだけ。〔その先輩の男の人たちを〕叱ったか、それはわかんない。——〔私は〕すっごい嫌だったの。その人らが一緒にご飯食べたりなんかするから、それが嫌で嫌で。

月に一回の父親《おじいさん》との面会〔だけが楽しみだった〕。〔園内の〕池のまわりにみんなが集って。そこにお父さんたち、お母さんたちが来て。そのときにお菓子を持ってきてくれて。「食べろ、食べろ」。昔は、ちり紙ですよね、包んで。〔こっそり遊びに〕行ったこともある、裏から。で、〔職員に〕見つかって〔怒られて〕。

社会へ出ることの困難

〔保育所の〕寮の上のほうに、コンクリートの家があったの。〔子どもに会いに来た〕お母さんたちが泊まれる〔家〕。最終的には、うちらはそこに入って、そこから、〔保育所は〕閉鎖するからって、埼玉〔の飯能《はんのう》〕へ来た。

〔保育所が閉鎖されたのが〕中学三年の二学期。女一人に、〔一学年〕下に男が三人いたのかな。〔それより下の子は〕いなかった。〔私たちが〕いちばん最後〔になっちゃった〕。

飯能の施設は古い一軒家だった。〝おとうさん〟がいたが、〔管理人として〕そこにいるだけみたいな感じだった。寮母さんもいなくて、女が自分一人だったから、なんでもやらされた。

〔中学を卒業するとき〕看護婦さんになろうと思って〔楽泉園の附属准看護学校を〕受けた。受けたけど、受からなかった。〔父親に〕「なんで受かんねぇんだ」って言われて、「ばかだからダメだった」って〔答えた。でも〕同級生で、私よりばかなのになんで受かったの、っていう子はいた。〔その子は〕保育所の子じゃない。

〔仕方なく〕施設《えん》から卒業した人がいた床屋さんを頼って行った。〔でも、女中扱いだったので〕けんかして家出した。〔そのあとは〕洋裁学校〔へ行った〕。

父親に認知を求める

〔自分の戸籍に父親の名前が書かれていないって知ったのは〕中学校を卒業して〔戸籍謄本を〕取ったとき。〔父に〕「籍、入れろ。籍、入れろ」って、私、すごく頼んだの。〔父には〕「日本人でいろ。わざわざ韓国の国籍《あれ》になることはない」って、すっごく怒られた。〔「ハンセン病の親をもつことはない」とも〕言ってた。〔認知を〕頼んだけど、本人が嫌がるから、私のほうもしつこくは言わなかった。

〔両親が婚姻届を出さなかったのは、生まれてくる〕私に、日本人でいろって感じだったんじゃないかな。いまだったら、自分の子どもたちは、「おれはよぉ、韓国人と日本人《あれ》のハーフだからな」って、自慢で言ってる。あのころは、とんでもない。

父親は韓国〔の親戚〕にお金を送ってたみたい。自分が〔土木の親方の〕仕事をしなくなってからも、〔園から〕給付金《こづかい》をもらってたんですよね。それを送ると、むこうだと倍の〔価値がある〕。月に一〇万ぐらい送ってた。「なんで、むこうにばかり金やって、私にはくれないんだ」って〔言ったこともある〕。

〔父との思い出でいうと〕中学校の休みのとき、お正月とかに〔父のところへ〕帰るじゃないですか。「キムチあるから、出せ」。「あ、わかった、わかった」つって、きれいに洗って（笑）。〔それまでキムチを食べたこと〕ない。臭《くせ》えなと思って。〔父親の部屋に行くと〕唐辛子《とんがらし》味噌《みそ》を甕《かめ》にギッシリ作って。囲炉裏《いろり》があって、そこの鍋に、それをガボンガボン入れて食べてた。魚でも肉でもなんでも、ニンニクと一味唐辛子を練ったやつを入れる。それを作らせられて、すっごい嫌《や》だった。〔お父さん、庭で唐辛子の栽培〕やってた。

父親は〔体は〕大きくないけど、大きい顔をしてた。すごい大きい顔して。でも、情はあるの。苦しい人は「苦しい、助けて」って〔父親のとこに来た〕。

母親との再会、そして内縁関係での結婚

〔洋裁で身が立つようになる前に〕結婚しちゃった。結婚といっても内縁だったけど。父親から言われたの。「おまえは、母親が産んだからこの世の中にいるんだ。会いに行ってこい」「〔あれも〕きつかったんだろう、辛《つら》かったんだろう」みたいなことを言って。〔母親は〕飯場で人夫のご飯炊きしてた。〔母に会っても私は〕なんとも思わなかった。涙の再会なんかなんにもない。

〔その飯場で夫と出会った。〕一回り上。〔夫には父親の病気のことは打ち明けた。〕相手は〔宮城県の出身で、宮城県にも〕ハンセン病の〔療養所があって〕、その話は知ってて。「うちはこうだよ」って言ったら、「あ、知ってる、知ってる。あれはウツル病気じゃねぇから、大丈夫だよ」って。わかってて一緒になったから〔ハンセン病のことで嫌なことは〕いっさい言わなかった。〔夫は楽泉園に行ったとき〕父親と一緒に酒飲んで、けっこう〔楽しくやってた〕。

子どもが生まれたときに、「籍、入れて」って言ったけど、むこうも逃げ出してきてた。〔奥さんから〕「出てけ」って言われたのかなんかわかんないけど。で、むこうにも子どもいた。だか

らもう、このままだっていいや、と思って。

子どもが中学へ入ってから〔パートに出た〕。〔子どもは〕男の子、二人。「頭はばかでもいい。男は運転ができりゃあ食っていけるから、免許だけ取れ」って〔言いながら育てた〕。いまは〔二人とも〕結婚して〔孫もいる。いちばん下の孫が〕「ばあちゃん、大好き、大好き」って寄ってくる。

〔夫は〕お酒は好きだったけど、暴れることはなかった。〔だけど〕息子たちが〔一〇代後半のとき、父親をすごく嫌って〕「出てけ」っつって、うちら三人で追い出しちゃった。〔夫は〕ガーッと働いて、お金、ダブッと持ってきたら、ずうっと休む。働かないで外で酒飲んでくる。〔そのくせ〕すごい厳しい人だった。

〔別れた後は〕珍味の工場で一二年近く働いたかな。それ終わってから、八百屋さんで働いて。

〔息子たちは〕赤ちゃんのときから楽泉園《くさつ》には連れていってる。だからもうぜんぜん平気で共同浴場《おふろ》も入ってたし。〔楽泉園の〕おじさんたちによく懐いて。〔ハンセン病に対する偏見は〕ぜんぜんない。

死後認知の訴え、認められず

〔私が死後認知の〕裁判をやったときは、もう〔父が〕亡くなって三年経《た》ってて、法律的にダメだったの。〔平成一三年（二〇〇一年）に熊本地裁でハンセン病国賠訴訟が勝訴したときも〕私はあんまりそういうニュース見てないし。だから、園にいる人たちが「おまえは連絡が遅かった。もっと早くくれれば、大丈夫だったのに」って。〔結局、父の補償金の相続はできなかった。〕〔これまでずうっと、自分の生い立ちのことは〕秘密というより、自分で触れないように〔してきた〕。「私は施設育ちなんだ」っていうのは言うけど〔それ以上は言わない〕。なんのために施設に入ったんだっていうのは、まわりもそこまで細かくは聞かない。施設育ちの人は根性が悪いとかひねくれてるっていうイメージをもって話をされるから、そういうイメージを作らないように、作らないように、明るく振る舞っていたほうが、それ以上突っ込んでこない。「あんた、施設育ちなのに臍《へそ》曲がってないね」とか言われて、フーンて知らん顔してれば、それ以上聞かないから。

若干の考察

ハンセン病患者とその家族たちが自分たちのコミュニティとしてつくりあげていた「湯之沢部落」が健在であれば、けっこうやり手であった父親は、「聖バルナバ病院」に通院しながら、仕事にも従事して、家族四人、長屋住まいを維持できたであろう。しかし、現実は、父親は療養所に隔離収容。それがいつ終わるとの見通しもない状況のなか、四年近くも草津の町の片隅でがんばりつづけた母親は、ついに二人の子どもを残して姿を消した。のちに父親は、恨み言ではなく、「〔あれも〕きつかったんだろう」という言葉を娘に述べている。

しかし、その皺寄《しわよ》せは、子どもたちに押しかぶさる。エイの語りのなかで、唯一「幸せな思い出の時代」は、母親が出奔したあと、小学校にあがる前後の半年あまり、楽泉園の職員の目を逃れて、父親の療舎で一緒に過ごしたときである。だが、いつまでも園当局の監視の目から逃れることはできなかった。父親は園長あて「養育保護願」を出させられ、姉弟は附属保育所に移される。〝もうひとつの隔離〟だ。小学校で、彼女は、町の子どもたちから、らい患者の真似《まね》をされながら、「バイ菌」「ウツル、ウツル」といじめられ、いつも泣いていた。

だがそれ以上に、エイにとって怖い場所は、附属保育所という施設であった。ハンセン病療養所附属保育所は、ゴッフマンの言う「全制的施設」のひとつである。そのような閉じられた空間では、管理する者と管理される者との非対称な関係性のみならず、管理する側の目が行き届かないとき、収容された者同士のあいだでも、非情な力関係が行使されてしまう。小学校低学年のエイは、先輩男子たちから〝性的悪戯〟を受けつづけた。

もうひとつの、「父子関係死後認知」の問題。父親とエイとの法的父子関係の成立を阻んでいたのは、朝鮮人への民族差別、ハンセン病患者とその家族への偏見差別という、二つながらに国が作出した差別の構造であった。娘から「認知」を求められたとき、父親は〝朝鮮人でハンセン病の父親をもっても、なにもいいことはない〟と娘の願いを拒絶した。裁判では、国の末端機関である栗生楽泉園の園長が、亡き父親とエイとは「親子であることを証明します」との一札を裁判所に提出した。にもかかわらず、裁判所がそれを頑《かたく》なに認めようとしなかったことはあまりに不条理であった。

家族訴訟勝訴後に成立した「ハンセン病家族補償法」では、事実婚によって生じた親子関係も法律婚によるものと同等に扱われることとなった。エイさんも、少しは胸のつかえが下りただろうか。

10 保母と実母のはざまで葛藤

二〇一六年九月、東北学院大学の黒坂研究室にて、ハンセン病家族のTさんからお話を聞いた。

Tさんは、一九四八年、ハンセン病療養所「東北新生園」で出生し、附属保育所で育つ。聞き取り時点で六八歳の男性。高校生のときから、社会復帰した両親と共に暮らすが、実の両親との関係がうまくとれず、親元を離れることばかり考える。福祉の世界に生き甲斐《いがい》となる仕事を見つけ、障害者施設の施設長などを歴任。

両親は、晩年には多磨全生園《たまぜんしょうえん》に再入所。全生園で一五年ほどを過ごしたあと、相次いで亡くなった。

東北新生園で生まれる

うちの母親は昭和二年（一九二七年）生まれで、女学校《こうこう》に入ってすぐに〔ハンセン病に罹《かか》って いると〕わかって、〔新生園に〕来たんですね。母親〔の生家〕って、昔でいう庄屋《しょうや》さん。〔農地解放までは〕大地主でした。

母親は、うちのおばあさんが隠して連れてきたって言ってたからね。こっそり〔世間に〕知られないように。おばあさんがもう徹底して隠しました。〔母の〕きょうだいは男一人の女四人で、うちの母親が末っ子だった。長男は校長先生をやり、教育長をやった。〔姉たちもちゃんとした家へ〕お嫁に行ってます。

父は〔母と〕八つ違い。貧しいほうでないかな。〔新生園への入所は〕戦争が終わってからですね。それこそ、貨物列車に乗せられてきたって。父親のほうは、弟も〔ハンセン病に〕なってますね。

うちの父は、この人がハンセンなのかなっていうぐらい、ぜんぜんわかんないです。〔母親は〕手がちょっと〔曲がっていて〕。あと、顔がちょっと。

私は〔物心ついたときは、新生園の〕保育所にいた。〔子どもはみんなで〕三六人ぐらいいた。〔建物は〕平屋で、食堂をはさんで〔部屋が〕右と左と分かれてました。

千葉新子という人が、新生園の〝未感染児童保育所〟に入った第一号です。シスターになって、〔自分の出自を〕公にしてる。この人の親は夫婦《ふたり》で、青森の療養所を逃げてきたんだね。身籠もって。〔そのままいたら、胎児が〕殺されるからと。〔当時の新生園の〕院長が理解があって、〔それを頼りに〕逃げてきたようなのね。そして〔生まれた子が、昭和〕一六年（一九四一年）に保育所に入った。

〔新生園は信仰心の篤《あつ》い人が多いところです。〕私の両親もクリスチャン。やっぱり、信仰する以外にはなかったんじゃないんですかね。

私は、新生園の中で患者同士で結婚し〔て生まれ〕た第一号。

保母を「かあちゃん」と慕って育つ

〔保育所の仲間たちは〕ほんとにきょうだいみたいなもんです。私たちの保育所はすごく家庭的で、保母さんたちの口からよく聞かせられたことは、うちの保育所を出て非行に走った子、だれ一人いないって。それはやっぱり、二人の保母さんの力だった。彼女たちは戦争未亡人。住み込みで愛情を注いでくれた。私は〔生後〕三〇日で引き取られたので、河内という保母さんが自分の母親だと思って、小さいときからずうっと「かあちゃん、かあちゃん」と呼んでました。

〔園内の親とは年に一回〕子どもの日に会うぐらい。〔規制が〕緩やかになってからも、学校の遠足の小遣いを〔もらいに行くとか〕なにか用事がないかぎり、わざわざ自分から親を訪ねていくというのは〔しなかった〕。

〔保育所の食事は〕よかったですよ。弁当のおかずだって、ちゃんとしてた。足りない分は、保母さんたちが自分の給料から買い足してくれてたようです。服装だって、ちゃんとしてる。だからいまも同級会に行くと、「いじめたのは申し訳ない」って言うけれども、そういう面ではうらやましいっていうのもあったんではないかね。農家の人たちは、かなり厳しい生活を余儀なくされてたのでね。小学校入学するとき、私たちはランドセル。〔農家の子らは〕風呂敷。〔保母さんは「勉強しなさい」とか〕口うるさくは言わなかったですね。〔だから、予習復習を〕みんなでするなんてことはなかった。ただ、わかんないとこがあれば、上の人たちから教えてもらえた。

小学校では「ドスの子」と言われた

〔小学校は〕歩《ある》ったら三〇分ぐらいかかるところの分校に、二年生まで通いました。〔保育所の子は〕路線バスで。〔農家の子は〕ほとんど歩き。三年生になると、〔もっと遠くの〕本校に行った。

〔いじめは〕小学校の低学年のときですかね。「ドスの子」とかね。〔そう言われても、意味は〕わかんなかったですね。「ウツル」という言葉は常に言われていましたね。いちばん嫌だったのは、「〔保育所の子は〕うつるからバスに乗せないでくれ」っていう訴えが地元の人たちからあって、それで保母さんたちが苦労したときですね。

自分で言うのはおかしいですけど、私は小学六年生ごろから野球をやって〔人気者になった〕。

〔ポジションは〕ファースト。〔打順は〕一番か二番。〔足も速かった。〕ですから、もうぜんぜん〔いじめはなし〕。保育所の子で同級生が六人いたけど、この子たちもいじめは〔なし〕。〔なにかあれば〕私が出ていくので。

〔悪口を言われたときには、保母さんに〕言いました。〔そうすると〕保母さんたちは、必ず〔新生園の〕事務所に訴えに行く。そういう面では〔心〕強かったですね。あと、保母さんたちは必ず、授業参観は来てくれた。

〔子どものころ、療養所には〕けっこう後遺症の強い人がいたんで、やっぱり、見るだけでも恐《こわ》いという〔気持ちがあった〕。だから、親が治って帰ってきて、一緒に暮らせるとは、夢にも思ってなかった。

〔保育所では定期的にハンセン病の検査は〕したんでないか。年に二回は院長先生が来て診察。保育所を出た人たちって、みんな、腕に菌《ここ》を植えつけられてんだよね。

〔自分たちの置かれた立場は〕中学になったら、自分ではっきりわかりました。自分にはこういう親がいてっていうのを隠して生きていくしかない。隠して就職するのは、大変だ。結婚もできないだろうって、中学校のころにはわかりましたね。

社会復帰した親と同居してからが辛かった

小学五年のときに、父親が社会復帰して借家〔住まいを始めた〕。中学校ごろからは〔母親も新生園と借家を〕行ったり来たりして。私は、高校のときから親と同居。保育所の友達は「親と暮らせて、いいね」ってうらやましがったけども、〔親元に〕引き取られたことが、私の人生のなかで〔苦難の始まりでした〕。そこから地獄ですよ。〔親と〕一緒に暮らすようになってからが辛《つら》かった。

〔私としては〕高校〔卒業〕まで〔保育所にいたかった〕。地元の〔県立〕高校が、甲子園をめざして〔野球のうまい中学生に〕声掛けしてた。私にも一緒にやんないかっていう〔話があった〕。やっぱり、それは〔私の〕夢だった。

〔だけど〕親は〔別の〕高校〔を受けろと〕。そこを受けて落ちたときに、「一緒に住みたくないからわざと落ちたんだろう」って言われた。〔結局、滑り止めの私立の〕男子校に〔行った〕。

小さいときから〔「お父さん」「お母さん」って〕呼んでたんで、そう呼ぶことに抵抗はなかったですけども、家庭というのがわかんなかった。親は〔親で〕、家庭ってこうなんだって、自分たちのなかで持ってしまってるのね。押しつけでないけれども、やっぱり、こうであるべきだっていうね。いちばん辛いって、自分の気持ちを伝えられない。上っ面だけで、親との関係をつくってた。〔保母さんには〕なんでも言えたけどね。

辛かったのは、なにかあると、「保母は、ほんとの子どもでないから、こういう育て方をした」とかね、私の目の前で言うんだもの。親は、自分たちは頭がいいと思ってんだね。自分たちが頭がいいのに、なんで、おれはダメなんだと。保育所にいるとき、保母さんたちが勉強〔しなさいって〕言わなかった〔せいだと〕。保母さんたちの悪口を言われることは辛かった。

私のなかでは、小さいころの思い出よりも、〔親と〕一緒に暮らしたときの〔辛かった〕ことのほうが、いっぱい出てくる。食事も、私の茶碗《ちゃわん》とおかずとかは、なんでも〔両親とは別に〕分けて。〔だから、鍋料理なんてやったこと〕ない。私の食器は最初に洗って、自分たちのはそのあとで洗う。もう徹底してました。

私は高校のときから、自分のなかでいろんなことがあったので、福祉の道で生きたいっていう思いがありました。でも、先生に「福祉の大学を出なければ〔だめだ〕」と言われてしまって。

療養所元医師の世話で福祉の世界へ

〔いったん諦めていた福祉の道ですが〕新生園に〔以前〕勤めていたお医者さんに〔会いに行きました〕。その先生も、私たちの保育所の理解者でした。小さいとき、先生が保育所に来て、日曜学校とか〔してくださって〕。〔クリスマスには〕先生が劇を教えてくれて、それを親に見せた。「裸の王様」〔をやったのを覚えてます〕。

〔その先生が〕重度の障害者の施設を紹介してくれた〔のが二一歳のとき〕。最初の施設の創設者の方は、〔施設職員は〕障害者と共に生活をするべきだっていうことで、大半〔の職員〕が住み込みでした。それもまた、少しでも親から離れていたかった私にとっては〔最高の条件でした〕。親は親でね、信仰してるので、福祉の仕事をすることに対しては反対もなかったです。

それ以来、私はずっと福祉の道を〔歩んできましたが、職場の人たちは〕私の生い立ちはぜんぜん知らない。あえて自分からしゃべることはない。どっちかといえば、隠してる。

結婚のときは相手方に猛反対された

施設で働き始めて二年目、二三のときに、施設の栄養士と結婚しました。〔親のことは〕話しました、当然。〔不安は〕ありましたけど。

最初は、相手方〔の家族〕には黙ってたんだけども。興信所を使われて、ばれてしまって。いやあ、大変でした。うちのやつのきょうだいみんな集まってるとこに呼ばれて。反対されたなんてものではないですよ。ものすごかった。「遺伝する。子どもにも出てくる」「おれたちは絶対許さない」。だけど、うちのは「絶対、一緒になる」と。

結婚式は教会でしましたが、相手方は〔だれも〕来ない。施設の仲間と、保育所の〔保母さん

と〕仲間たちが何人か来てくれて。うちは父親だけ。母親は来なかった。〔後遺症のことを気にしたんだと思う。〕

〔妻の家族と〕付き合うようになったのは、子どもができてからですね。〔いまは〕もう、フランクもなにも、私がいろいろやってあげてる。自分で言うのもおかしいけども、いまは私がいないとみんな困る。

保育所の仲間たちとの付き合い

保母さんたちが〔健在で〕いるときは、私が幹事をやって、三年に一度〔みんなで集まってました〕。松島のホテルに〔泊まり掛けでね〕。

でも、けっこう亡くなった人もいる。葬儀に行くときは、ちょっと困る。〔故人との〕関係を〔説明しなきゃいけない〕。奥さんが〔事情を〕知ってれば〔いいけど〕、隠して結婚してた人のときは行けない。

両親は晩年を多磨全生園に再入所

子どもができたあと、〔両親のところに〕孫を連れていっても、抱っこすることはしなかったですね。〔両親をみてると、偏見の刷り込みは〕すごいですね。とくに、母親はすごかったね。

最後は、私が面倒をみなきゃならないと思ってたけども、両親は平成になってから、〔東京の〕全生園に行きました。ほんとは新生園に帰りたかったようだった。でも、私たちに迷惑をかけまいとして全生園に行きました。〔そういう気の遣い方は〕うちの母親は徹底してますね。もう、ほんとに完璧です。

〔父が亡くなったのが〕四年前。九二まで生きました。父親が五月に亡くなって、翌年の一月に母親が亡くなった。〔葬式は全生園でやりました。〕親戚には知らせず、私たち家族だけ〔参列しました〕。嫁には〔うちの両親の病歴は〕言ってないから、「あんたは、いいから」って。私は〔両親のお骨を療養所の〕納骨堂に納めるのは嫌だったので、両親が生きてるあいだに、ちゃんと墓石も建てて、「あんたたちは、ここの墓に入るんだよ」と。〔両親はお墓の〕写真を部屋に飾って、看護師さんに自慢してたようです。

両親は〔国に対する〕怒りの気持ちがありましたね。母親は、とくにあります。せっかく女学校《こうこう》に入れたのに、〔隔離によって〕自分の人生〔を台無しにされた〕というのと、〔親〕きょうだいとバラバラにされたっていうのと、あとは、もう許してやったらいいと思うんだけど、母親は、うちの家内の〔ほうの〕「あっちの家族は絶対許さない」って。〔おれとの結婚に反対したからね。〕おれの家内は許すけども、「あとは絶対許さない」って最期まで言ってたね。

断ち切れない負い目

私、〔子どもは〕三人です。〔子どもたちには、おまえたちの祖父母はハンセン病だったんだということは〕言いそびれてしまった。〔両親が全生園に再入所するときは〕「老人ホームに行く」って〔ごまかした〕。ほんとは、きちっと向き合えばいいのかなと思ったりはするけどもね。うちの家内とも「ちゃんと言えばよかったのに」って。ただ、私のなかで、負い目っていうのかね、子どもたちにそれを植えつけてもなぁと〔思う気持ちもあってね〕。私自身、親のあれで、負い目、絶対あります。〔自分の生い立ちをこんなふうにしゃべったのは、今日が〕初めてです。

家族って、見えないからね。ハンセン病の人たちは、新生園〔などの療養所〕にいるってことで〔まだしもわかる〕。家族って、一般の方々からは見えない。表立つこともできない。私は絶対に嫌です。死ぬまで持っていく。心をずうっと閉ざしていかなきゃならないのかなって。やっぱり、重いですよね、これはね。

若干の考察

ハンセン病療養所がゴッフマンの言う「全制的施設」のひとつであることは、異論の余地はない。そこでは、生きることのすべてが、死さえもが、管理されている。だが、そういう施設でも、それを運営するのは人間である。どんな人物がその運営責任者の地位に就くかで様相はガラリと変わりうる。園内結婚した患者夫婦が妊娠したとき、ハンセン病患者であっても子を出産することを許容する考えをもった医師がたまたま園長を務めていたことで、Tさんは堕胎されることなく、この世に生まれでることができた。施設も人次第、ということを示すエピソードだ。

生後一カ月からは附属保育所で育てられる。ここでもまた彼は、世話をしてくれる保母に恵まれた。戦争未亡人という境遇にあった保母たちが〝わが子のように〟慈しんでくれた。しかし、Tの語りは、「かあちゃん」と慕った保母との関係が親密なものであればあっただけ、療養所を退所した実の両親との同居生活が始まったとき、新しい家族関係に馴染《なじ》めずに辛酸をなめさせられたことを明らかにしている。そのかぎり、〝施設も人による〟と言いながら、別の社会的文脈とのからみでは、〝所詮、施設は施設〟という厳しい現実が現前してしまうことが避けられない。

11 ダンスホールで見初められて

二〇一八年八月、私たちは宮崎市内の弁護士事務所でチヨさん（仮名、八七歳）からお話を聞いた。聞き取りには、チヨの娘の美津子（仮名、五六歳）と金丸祥子《かねまるさちこ》弁護士が同席。ハンセン病家族訴訟で裁判所に提出された「陳述書」と娘の美津子の話から知り得たことを、まず記述しておこう。

チヨの母は、一八九六年（明治二九年）、宮崎県生まれ。未婚のまま、一九二七年（昭和二年）に男子を出産。この時点で、女の身でありながら吉元（仮名）の本家から分家を認められ、さらに一九三一年（昭和六年）にチヨを産んでいる。そして、一九四〇年（昭和一五年）四月に鹿児島県鹿屋《かのや》の星塚敬愛園《ほしづかけいあいえん》に収容されるのだが、その直前には吉元の一族が送別の宴を催している。

チヨの母は三〇歳で男子を、三四歳でチヨを産み、四三歳で敬愛園に入所しているわけだが、おそらくは最初の出産の時点ですでにハンセン病の症状が現れていて、それがために恋仲の男性との婚姻届の提出が憚《はばか》られたのではないか。そして、チヨの父親に関しては名前等一切不詳のままであるが、チヨの母が敬愛園に収容される時点ではすでに死亡しており、チヨの語りからは父親もハンセン病に罹患《りかん》していた可能性を否定できない。

家族訴訟の熊本地裁判決では、地域社会において「周囲のほぼ全員によるハンセン病患者及びその家族に対する偏見差別が出現する一種の社会構造（社会システム）が築き上げられた」時期は「昭和一八年頃」と判示されている。それに先立って、星塚敬愛園の開設が一九三五年（昭和一〇年）。チヨの母の入所が一九四〇年（昭和一五年）。まだこの時点では、血縁的共同体の絆《きずな》が国の隔離政策による「癩《らい》は強烈な伝染病」というネガティブ・キャンペーンをはねのけて、吉元の一族はチヨの母のハンセン病罹患を単に不運なこととして、不憫《ふびん》な母子たちを手厚く庇護《ひご》していたと考えられる。

ヘグロをされて乳飲みをやめる

チヨ　私は四歳上の兄とは一緒に育っていません。〔大きな家に母と二人暮らし。〕お母さんは〔二男六女の末っ子で〕きょうだいがいっぱいいて、兄は蚕《かいこ》をやっていた〔母の〕姉さんのうちで生活してたんです。

県道の上のほうの左側には吉元家がいっぱいあって、おんなじ年の同級生が四、五人いました。

小さいころは、そのイトコたちと煙草《たばこ》の乾燥室に梯子《はしご》で上がったりして遊んでました。お宮が見えるところにうちがあって。うちには柿の木がいっぱいあって。柿の木に乗ってて怪《け》我《が》をして、縫った痕も残ってます。〔毎年〕お母さんが〔柿の渋《しぶ》を抜いて〕あおし柿をつくってくれよった。母は〔昼間は出かけていて〕夕方になれば帰ってくる。何をしてたかまでは、私はわからん。

私は母に甘えていて、〔尋常小〕学校にあがっても、おっぱいを飲んでた。〔ある日〕いつものようにおっぱいを飲もうとしたら、〔母の乳首に〕竈黒《へぐろ》してあった。焚《た》き物《もの》をしよったら黒い煤《すす》ができるでしょ。〔それが塗られていて、びっくり。〕それからおっぱいを飲むのはやめた。〔母には〕ちょっと悪いことをしたら、柱に括《くく》られたりして。〔母が帰ってきたら〕お砂糖がなくなったりしてたらね（笑）。そういう思い出はあります。

送別の宴

〔昭和一五年（一九四〇年）四月、私が小学校三年になるとき、母が星塚敬愛園に収容。兄と私は敬愛園の附属保育所「楓光寮」に預けられた。〕その前に、吉元の本家にみんな集まって、それこそごちそう〔が並べられて〕。〔私たちの〕送別会ですよね。その記憶、いまもあるんですよ。

そしてですね、お母さんが私を竹藪《たけやぶ》の、杉の木のはえたところに連れていって、「ここ、ここ」ちゅって、地面を叩《たた》いて、土を撫《な》ぜたのよ。墓標《おはか》はなんも建ってなくて、そこがお父さんの墓地《はか》だったかはわからんけど、子ども心に頭に残ってます。

会えない母が恋しくて

〔敬愛園の〕保育所では〔子どもが〕四〇人ぐらいいいたんじゃないかね。二階建てで、小さい子たちと大きい人たちでお部屋〔が分かれてて〕。

〔子どもたちは、Kさんという寮母さんを「お母さん」、園内の自分の母親を「中のお母さん」って呼んでました。〕「中のお母さん」との面会ちゅうのは、なくて。〔園の〕盆踊りのときは、ちょっと離れたところから、ああ、お母さんが来てるちゅうのがわかって。〔あとは〕保育所は小高いところにあって、下のほうにテニスコートがあって。そこにお母さんたちが来て、手を振ってくれて。

私たち保育所の子は、バラ園のあるほうの大姶良小学校《おおあいら》。官舎の職員の子どもは、近くの西俣《にしまた》小学校。〔保育所から〕大姶良小に通ってた子、七、八人いたと思います。〔行くときは一緒にそろって行く。〕帰りは、組が違うから、別々ですよね。遠いでしょう。三里はあるんじゃない。西俣のほうが近いのにって思いましたよ。〔帰りには、おなかが空いて〕芋畑やら落花生を掘ったあとを、足でこうして、小さい屑《くず》を拾って、生で食べたりしました。保育所でも、お芋を煮て、小さく切って、瓦の上に置いて干して、食べたりしよったですね。

小学校でいじめられたっちいう記憶はないです。昔は、ほら、級長とか〔クラスの〕役があったけど、私も列長ってやってたからね。〔それと〕一人、仲のいい子に私は保育所の子だちゅったけど、かわいがってくれて、〔その子のうちに〕遊びに行きよった思い出もあります。

私たち昭和六年（一九三一年）生まれは、あんまり勉強してないです。〔兵隊さんで〕戦地に行ってるおうちの農業の奉仕作業やら、〔飛行場の〕滑走路を造ったり、〔飛行場から飛び立つ兵隊さんの〕見送りをしたり。

防空頭巾をかぶって学校に行くときも、焼夷弾《しょういだん》が落ちて、畑に穴があいて。防空壕《あな》が掘ってあるから、そこに入ったりしました。

〔昭和二〇年（一九四五年）八月一五日の〕天皇陛下〔の玉音放送〕は保育所で聞いたと思います。まわりに小さい子がいっぱいいたから。

〔園の中の患者さんに対する忌避感はもたなかったか、ですか。戦後〕敬愛園では、中の患者さんに映画を上映《あれ》してたのね。それを私たちも見に行きよった。患者さんは下のほう、私たちは二階。そんなのを見てるから、あんまり〔ハンセン病の患者さんに〕汚いという感じはなかったですよね。金丸〔正男〕さんっち、眼鏡をかけた、患者さんの〔自治会組織の〕上のほうの人、まだ顔を覚えてます。

看護婦・助産婦になる

〔尋常小学校を終えたら、私は高等科には行かずに、敬愛園附属の二年間の看護婦養成所に入って、そっちの寮に移りました。生徒は〕二〇人ぐらい。保育所からは一人一緒に入った子がいて。母の療舎《いえ》が若葉〔寮〕だってわかってるから、こそこそせずに〔いつでも〕会えるようになって。

ゼク〔解剖〕の当番になると、〔患者さんの遺体から取り出した臓器を〕ホルマリンに浸《つ》けたりもしました。

看護婦の免許をもらって、敬愛園の女医さんが結婚して種子島《たねがしま》へ行くから一緒に行かんかっち誘われて、一、二年行きました。〔半分は〕女中奉公でした。

〔そのあと、看護婦養成所の先生だった医師から岩国《いわくに》に来ないかと誘われて〕岩国に六年いたかな。岩国にいるときは、婦人科〔の病院〕におって。進駐軍が多いから〔米軍の兵士相手に妊娠したということで〕普通に生まれてくる子を殺したりせにゃいかんこともあったし。胞状奇胎で掻爬《そうは》なんかも多かったし。〔のちに〕自分が出産するときも〔無事に生まれてきてくれるか〕不安に思うこともありましたがね。この岩国にいるあいだに、助産婦〔の資格〕も取りました。

岩国から戻ってきたら、〔兄と一緒に私も〕寮母のKさんの養子に入ってたのよ。兄は〔希望していた〕警察学校に入れなくて。〔落胆した兄を〕大西〔基四夫《きしお》〕先生が〔いっとき、奄美《あまみ》〕大島〔の奄美和光園〕に連れていってくれたりして。〔兄はその後、敬愛園の運転手の仕事をしてました。〕

〔Kさんは、兄の就職や結婚のことを心配して養子縁組をしたんだと思う。Kさんは〕旦那さんがテーベー〔結核〕で亡くなって〔子どももいなかったから、自分の老後の面倒をみてもらいたかったのもあると思う〕。Kさんは、元は女学校の先生で、厳しい人だった。

自衛官に求婚されて

〔私の結婚は昭和三一年（一九五六年）。二四歳でした。夫との出会いですか。〕ダンスホール。看護婦のお友達三人ぐらいで行きよったですね。〔得意だったのは〕ジルバ。

私が〔鹿屋の鹿児島〕県立病院に勤めてるときも、夫は〔宮崎県から〕会いに来るんだけど、手術があったりしたら、何時間も待ちよった。

〔プロポーズされたとき、私はもともと結婚は諦めていたから、実母のことを隠してまで結婚する気はなくて、夫に母のことは〕言いました。そこは理解してもらって。〔敬愛園に一緒に行って母に〕会ってます。〔でも、夫の〕親には言わん。〔夫の〕姉さんたちにも言わん。やっぱし、よぉ、言いきらんですが。

〔子どもは三人。小さいときには敬愛園に〕おんぶして連れてった。〔母は孫を見て〕喜んだ。〔孫の頭を撫《な》ぜてくれた。子どもたちが物心ついてからは、敬愛園に連れていくのはやめました。〕〔夫は自衛官で、末っ子の美津子が小学校一年からの一〇年間、北海道勤務。私は北海道でも病院や診療所で助産婦、看護婦として働いた。〕ある年、雪が電信柱ぐらいまで、屋根ぐらいまで積もって。谷を越えた、普通は車で二〇分ぐらいの〔お宅で産気づいたとの連絡があって〕。自衛隊の除雪車に乗って、自衛隊さんが四、五人でスコップで雪を掻《か》き掻き、二時間ぐらいかかって着いて。ほんとは入院させるつもりが〔自宅で無事分娩《ぶんべん》〕。それが道《どう》の新聞にでかでか載りました。

いまは娘と二人暮らし

〔実母が八七歳で敬愛園で亡くなったのが、一九八四年。葬式等は兄がすべて取り仕切って、死後数カ月経《た》つまで母の死を知らされなくて。〕もう、ガッカリしました。情けないちゅうたら、ない。きょうだいなのに。

〔母も亡くなり、養母のKも亡くなり、兄も亡くなり、夫も亡くなった。〕息子家族たちと一緒に暮らしていたときは、なにも話せず〔苦しかった〕。いまはもう〔離婚して独り身になった〕美津子と二人暮らしだから〔気が楽〕。

〈兄が亡くなったとき〉母の写真を戸棚の奥のほうに突っ込んであるのが〈見つかりました。私とおんなじで、子どもたちには、実母のことを秘密にしていたんですね〉。

ほんとのことを知れてよかった〈娘の語り〉

美津子　母の兄のお嫁さんがツルッと言わなければ、たぶん、私も一生〈祖母の病気のことは知らず終《じま》いだったと思います〉。私は伯父さん〈母の兄〉がどこかの病院の運転手をしてるというのは聞いてたけど、それが敬愛園だってことはぜんぜん知らなくて。Kばあちゃんも、どこかの保母をしていたとは聞いていたけど、敬愛園の保育所の保母さんをしてたとはぜんぜん知らなかったです。

伯父さんが亡くなってからも、〈鹿屋の〉伯母さんちにときどき遊びに行くんですけど、お茶を飲んでるときに、〈不意に伯母さんが〉「園に行って、お参りしてくれれば」みたいなことを言ったわけ。そしたら、母はシーッていう感じだったんだけど、私が「えっ、どういうこと？」って聞いたら、「あなたのおばあちゃんが〈敬愛園の納骨堂に〉いるからね」って。「チヨさんはお母さんにそっくりだよ」って。そのときに、ハァー、そういうことだったのかと思って。

〈敬愛園に〉行ってみて、はっきり、わかりました。ああ、私、ここに来たことがあるな。小さいころ、手を引かれて盆踊りを見に行ってたみたいなんです。渡り廊下があって、診療所があって、こっちに売店があって。あそこの風景は、小さいころによく夢の中に出てきてて。昔の日赤のおっきな帽子を被った看護婦《かんごし》さんの姿が脳裏に焼きついてて。行ってみて、ああ、ここだったんだと思いました。

看護師をしてる従姉妹《いとこ》（伯父夫婦の娘）に〔医療従事者だから理解できるだろうと思って、このことを〕話したら、「それで謎が解けた」「お父さんに連れられて園に行ったら、白髪のニコニコしたおばあちゃんからいつもお小遣いをもらってた」って（笑）。

私はけっこう〔ハンセン病問題のことを〕テレビとかで見てたりしてて、〔前の〕訴訟のことも〔元患者さんたちに対する〕国の賠償のことも耳にしてたので、〔母が祖母のことを〕ずうっと言えなくって隠してきたということが、私には辛《つら》かったですね。

ちょうど、〔ハンセン病家族の〕訴訟を始めようとしているってネットで見たので、母に言いました。〔母が〕決断するまでにはちょっと時間がかかりましたけど。

〔今日は母の聞き取りに同席できて〕よかったです。〔母と父のそもそもの馴《な》れ初《そ》めも〕はじめて知りました。〔そういえば、父と母は〕家で踊ってましたよ、タンゴとか。

〔私が看護師になったのは母の影響です。〕私は小学校一年生から高校一年まで北海道。小さいころは、〔母が〕診療所の夜勤があって父も〔自宅に〕いないときは、私も診療所に泊まったんですよ。それとか、私ぐらいの年の子が盲腸の手術をして入院してたら、「話し相手がいないから、あんた、ちょっと来なさい」って言われて、遊びに行ったりとかよくしてたんですね。

母は夜勤もフルにしてて、夜中、家にいないじゃないですか。父が自衛官だったから、ご飯を作ったりとか父がぜんぶやってました。やっぱり〔うちに母がいないのは〕さみしいという思いはありましたね。だから、看護師はあんまりなりたくないと思ってたんですけど、さっきの雪の中のエピソード。産気づいた人がいるからって〔連絡があって、母が〕吹雪の中を出ていくとき、ホワイトアウトしてた。前も後ろもわからないようなときに、なんで行くのかと。もう、死んじゃうんじゃないかって心配したんですよ。そのとき、私、小学校の高学年ぐらいやったと思います。それが北海道新聞に載って。写真入りで。ああ、すごいことだなぁと思って。そのときに私も看護師になろうと思いました。

だから〔祖母のこと、それを母が隠して生きてきたことを知ったとき、自分が〕医療従事者だったので、いろんな情報とか知ってたから、母が心に抱えてきたものを解放してあげたいなと思った。

私は、よかったなと思います。生きてるうちに〔ほんとうのことを知れて〕。園に行ったときには祖母にも手を合わせて拝めるし、だれに遠慮もなく仏壇に写真を飾れるし。〔やっぱり、こういうことは〕隠しておいてはいけないことだなって思います。

母の人生は、物心ついたときからずうっと、あそこの園と共にあって。同じ境遇の子どもたちと過ごしたからさみしくはなかったって言いますけど、思う存分、母親に甘えられず、成人してからもそのことを口外できない。かわいそうだなって思います。こういうことは〔二度と〕あってはならないなって。

〔これまで母の故郷には〕ぜんぜん足を踏み入れることなかったんですけど、本籍地にナビで行ってみて、たまたま、そこの近所の人に「吉元さんってお宅、このへんにありますか?」って聞いたら、「あそこにありますよ」って言われて、行った先が親戚だったんですよ。母のイトコ。「こういう事情で」って言ったら、ほんと、絡まった糸がほどけるかのように……。「家の前に納骨堂がある。そこに吉元〔の一族〕がぜんぶ入ってるから、拝んでいきなさい」って。そのあと、親戚のオジさん（母の一歳上の従兄《いとこ》）と会う約束もして。このことをきっかけに、行き来できて、昔の話も聞けるようになりました。そのオジさんの話では、小さいころ、親戚のなかで「園に連れていかれるぞ」とかって言ってたって。

12 「龍田寮」最後の保母たち

二〇一二年六月、私たちは熊本県合志《こうし》市のハンセン病療養所「菊池恵楓園《きくちけいふうえん》」の面会人宿泊所に、市内在住の木村チズエさん（一九三二年生、聞き取り時点で七九歳）と森三代子さん（一九三四年生、七八歳）にご足労ねがって、お話を聞いた。おふたりは、熊本市内の立田山《たつたやま》の麓にあった菊池恵楓園附属保育所「龍田寮《たつたりょう》」の最後の保母である。

龍田寮には、親がハンセン病を発症して恵楓園に収容され、引き取り手のない、ゼロ歳児から中学生までの子どもたちが暮らし、学齢期になっても龍田寮内の分教場での勉強を余儀なくされていた。ふたりが保母として勤めはじめた一九五三年の終わりに恵楓園の宮崎松記《みやざきまつき》園長が地域の黒髪《くろかみ》小学校への通学を求めたことから、「黒髪校事件」とも「龍田寮事件」とも呼ばれる騒ぎが勃発する。地元住民の多数派が通学拒否の反対運動を組織し、さらには龍田寮自体の閉鎖を求める排斥運動を強力に展開したのだ。

多数派住民の偏見差別から子どもたちを守ろうとする姿勢を生涯にわたって貫いてこられたおふたりの生きざまが、語りからうかがわれる。

向学心にもえた娘時代

木村　うちは小作で〔母は後妻でした〕。その母が萱《かや》で蓑《みの》や笠《かさ》を編んで学資をつくってくれて、旧制の高等女学校に通えました。〔でも、戦争中は勉強〕できなかった。奉仕作業ばっかり。〔敗戦の日のことは〕覚えてます。「女子どもは殺される」ちって怖かったです。

森〔うちは〕ちょっと財産持ちだったんですけど、祖父が相撲や芝居を引いたりするのが好きで、それで財産なくして。〔働き手が〕戦地に行った家の田畑《でんぱた》を借りて作ってました。きょうだい七人。上から四人が女。〔私はその〕三番目です。

小学校のころから〔恵楓園のことは〕聞いてますよ。「らいの施設だ」って。「ああ、また、きょうも恵楓園でだれか死んだべぇ。火葬しよっとったい」って。

終戦の玉音放送《ラジオ》は、聞いても〔意味が〕わからなかった。女学校に行ってた姉たちが帰ってきて、「負けた」と。「〔顔に〕炭を付けにゃいかん」「〔髪の毛を切って〕頭は丸めたほうがいい」。うちは〔娘が〕四人おりましたからね。もう、父が心配してね。

〔私は〕学校は高校までです。中学に旧制で入ったけど、途中で〔新制に〕切り替わった。

木村　私は師範学校〔への進学〕の希望に燃えてましたね。でも、異母兄《あに》が「経済的に無理だ」と。

恵楓園の職員募集に応募

木村　私は〔高卒後〕役場の農地委員会に勤務してましたが、恵楓園の一千床拡張のときに職員募集があって、役場を辞めて受験しました。事務官を受験するつもりが、民生委員の方に「保母のほうを受けたら」と言われて、保母を受験して、見事落ちました。でも、あとから、補欠で声がかかったんです。

森　〔私が高校を卒業したころは〕就職難でした。やはり民生委員の方がここの試験があるって言うてこられた。父が「そら、よか」って。〔保母資格のための〕三カ月の講習会があって、県の試験に通って。そして、恵楓園の庶務課長に「あなたは保育所の〔職員の〕なかでいちばん若い。結婚するなんて思わずに、生涯を子どもたちのために捧《ささ》げてください」と言われたから、本気で「はい」って答えました。〔それが昭和〕二八年（一九五三年）の四月一日です。

木村　私は昭和二七年（一九五二年）の一二月に龍田寮へ行きましたから、私が少し先輩なんです。

龍田寮の保育体制

森　職員の体制はですね、龍田寮主事がいましたね。〔男の〕事務官の柳田さん。この人は通勤でしたね。

木村　〔そして〕渋谷おかあさん。
森　看護婦と保健婦〔の資格をもった方〕でした。
保母主任が春山さん。回春病院の牧師の奥《あそこ》さんでした。牧師が〔昭和一四年（一九三九年）に〕亡くなられたあと、ライト先生のお付きのお世話をしとられたんですね。そして、龍田寮の保母になられたんです。
木村　子どもたちは、私たち若い保母には「おねえさん」って呼んでました。
森　「おねえさん」は五名。〔あと〕栄養士が一人。そして、雑務係の男の人。〔龍田寮は〕広かったです。〔寮のほかに〕分教場《ぶんこう》があって。〔昼の保育のための〕幼児棟が新しくまた建って。〔龍田寮の子どもたちは〕いちばん多いときで七六人ぐらいでした。三歳未満が赤組さん。保健婦さんが来たから、待労院《たいろういん》に預けてあったゼロ歳児も引き取ったんですね。三歳から就学前までが青組さん。花組が六年生までの女の子。女子組は〔女子中学生〕。〔小中の〕男の子が男子組。花組と男子組と女子組は一人〔で担当〕。赤組さんと青組さんは二人で担当。
木村　二四時間保育ですから住み込み。土日なしです。月に一回、お休みがある。私は三歳未満児〔の担当〕でした。〔乳幼児は〕一〇名。
森　私は乳児の上、就学までの青組さん。男女一緒で二四、五名おりました。大変でした。だけど、なんとも思ってなかったですね。当たり前と思ってた。

「今日は、おねえさん、お休みよ」って言って〔自宅に〕帰るでしょ。〔翌日龍田寮に〕帰るころは、門の垣根のところに、みんな待ってるんですよ。だから、キャンデーとかね、お土産を買っていく。

〔恵楓園に入所している親が訪ねてくることは〕基本的にはなかったです。子どもたちは一年に二回、春と秋に、

木村 集団親子面会ですね。恵楓園《こ こ》の広場でね。

森 〔子どもたちを〕それぞれの親に預けて、〔ピクニックのように〕お弁当を開いてね。〔でも〕私たちの裾を引っ張って、親のところに行かない子もおりました。〔面会で親御さんと〕接触して〔寮に〕帰ったら、

木村 ぜんぶ脱いで、お風呂に入れて。〔でも当時、私たちは〕ウツルとは思っていませんでした。接触伝染と聞いてましたけど、それは、直接、切り傷を〔触れ合わせるとかですね〕。恵楓園はうつった職員《ひと》がいないと聞いてましたし。

森 〔就職の〕話が決まったとき、うちの父も「〔親が〕ハンセン病でも、できた子どもは健康だ。あれはうつらんけん、よか」って言いましたね。おおっぴらには〔ウツルウツルと〕言いますが、やっぱ、みんな、そう思ってましたものね。

木村 〔恵楓園の宮崎園長は〕月に一回は寮まで足を運んで〔子どもたちの〕検診をしていました。

〔また〕六月二五日の「救癩《らい》の日」に、宮様が来るとなると、大事《おおごと》でした。

木村　どの子に花束を渡させようか、とかね。

森　お茶をだすのも、リハーサルからやってですね。何日も前からトイレも別に掃除して、そこはもう立ち入り禁止。〔子どもたちには〕晴れ着を着せて。

木村　国立でしたから、金銭的なことは、よその〔民間の〕施設に比べれば、ようございましたものね。

森　〔子どもたちが龍田寮にいられるのは〕中学まで。〔ただし〕高校生が一人いました。女の子がね、「私も高校に行きたいのに、行かれんのはどうしてか」って文句を言ったこともありました。その男の子は特別でしたね。親戚のオバさんからお金が出てました。

黒髪校事件

木村　〔龍田寮の子どもたちは地域の黒髪小学校には通えず、六年生まで龍田寮のなかの〕分教場でした。

森　〔分教場は、校長を退職した〕先生が〔一人で〕一年から六年まで〔教えていました〕。宮崎園長の〔新一年生から地域の学校への通学を認めよという〕発言で、もうザワザワ。

木村　〔昭和二九年度（一九五四年度）の〕一年生から〔本校への〕通学《にゅうがく》を許可されたんですが、

問題が起きて大変でした。

森　二九年度の入学は八名。〔この年は〕朝鮮の子が多かったです。三人いました。しばらくは〔保母が〕付き添って〔黒髪小まで〕送り迎えしましたもんね。〔子どもたちが〕独りで行けるようになるかなって、心配したですね。だけど〔この年は、ほんの〕ちょっとしか本校《がっこう》に行ってませんものね。

木村〔通学〕反対派の宣伝カーが寮の下を右往左往しました。今夜は何時からどこどこのお寺で集会をしますとか、拡声器《マイク》で〔宣伝しながら〕通ります。ひどいことを言いながら、ですね。「らい病の子は一緒に勉強はさせない」とか。

森　私たちは、子どもをね、とにかく安全に守らにゃいかんから、そういうことにはノータッチ、という指令が出ていました。〔子どもたちが〕「なんか、言いよるよ」って言っても、「あれはね、聞こえんでもよかたい」とか言うてね。

木村　熊大の学長《せんせい》とか商大の学長《せんせい》が斡旋《あっせん》に入られて、自分とこに引き取って、そこから通学できるようにしてくだすったのが〔昭和三〇年度（一九五五年度）の新一年生ですね〕。斑紋があるちゅうことで一人ボイコットされて、四人になったんですよね。

森　学長のとこに引き取られるなら、その四名は〔通学しても〕よかろうという話になって。〔高橋学長〕ご夫妻が、自分たちが引き取る子どもたちってどんな子だろうかっていうて、龍田寮に面会に来られたんですよ。〔ただし、その子たちの面倒を〕みるのに、商大の学長の官舎《おうち》に保母さんが交替で付いていったですね。

〔じつは、その四名のうち〕一人は、恵楓園《こちら》の親が手許《てもと》に引き取ったです。病気は出てなかったけど「要観察」ってことでね。〔結局、昭和三〇年度（一九五五年度）入学で本校に通った子は〕三人。〔その子たちも〕途中で〔黒髪小学校から〕いなくなりました。

木村 〔だれ一人〕卒業してませんよね。

バラバラになった子どもたち

森 〔結局、龍田寮は閉鎖されることに〕なりました。昭和三〇年（一九五五年）には〔子どもたちの〕分散が始まりました。

木村 慈愛園の潮谷〔総一郎〕園長が〔熊本市社会福祉〕協議会の会長をしてましたからね。何人はどこどこ、何人はどこどこちゅう割り振りで、恵楓園の幹部と話し合いがあったみたいです。

森 就学前の〔朝鮮人の〕きょうだいを、私が待労院に預けに連れていったんですよ。別れて帰るとき、〔泣きながら〕「森ねえのバカ」って言われました。〔その子たちは〕待労院のほうから、別な学校に入学させたんです。それは教育委員会で話が通じとったんでしょ。

木村 親戚の引き取り手のない子は、結局、施設に分散されました。その子たちとは涙の別れでしたよ。

森　〔親戚へ引き取られた子は〕半分はいなかったと思います。親戚へ落ち着いた子どもたちは、かえって苦労したみたいですね。施設に行ったほうがよかったかもしれません。星空を見て泣いたとか、そういう話〔を聞いてます〕。何十年も経《た》ってから訪ねてくる子が何人もおりましてね。苦労話を聞くと、身がつまりました。

私がタッチした子どもでは、〔恵楓園に入った子が〕三人いましたね。〔その子たちは〕私たちが恵楓園に配置替えになってからも、目を合わせずに行きよりましたものね。だけど、私が退職するときに〔会いに〕来てくれましたね。

恵楓園事務官への配置替え

森　〔龍田寮で子どもたちの〕散歩なんかに〔外に〕行きますでしょ。そうすると、「職員も、やっぱり、〔患者の〕親族かなんかだ。〔きっと〕かかわりがあっとだろう」って、みんな見てましたね。

木村　「でなかったら、あんなとこに就職するはずがない」と。

森　〔龍田寮で働いたのは〕ちょうど四年ですね。〔恵楓園に配置替えになったのが昭和〕三二年（一九五七年）の、私が二月。木村さんは四月ですね。

木村　〔恵楓園に配置替えになってからの私たちの仕事は〕事務官です。〔龍田寮にいた〕子どもたちが訪ねてくれれば、ケースワーカー的な仕事も入ってきますけどもですね。

森　なんかあったときはパッと出れるようにということで〔事務本館勤務でした〕。

木村　私たちは、〔龍田寮の〕子どもたちが〔いつ〕来てもいいようにちゅうことで、〔近くに実家がありながら〕官舎を与えられてましたものね。だから、お正月は、子どもたちがずっと来てました。

森　社会人になった〔龍田寮の〕卒業生が、龍田寮があるときは龍田寮に来てました。〔私たちが〕恵楓園に来てからは、官舎に寝泊まりさせて。檜《ひのき》の桶《おけ》風呂を買って沸かしたり、〔近くの〕温泉に連れていったりね。

木村　〔龍田寮を出たあと〕ほとんど、身を秘めていた子が多いと思います。大阪にいる男の子ですけどね、神戸震災のときに、ちょっと消息がわからなかったんですが、なんとか安否を確かめました。その子はいまでも、私たちのことをお嫁さんに言うときは、中学のときの先生だと言ってるらしいです。

森　〔一九九〇年〕薬害エイズの事件《あれ》のとき、東京から恵楓園に電話があってね。女の子がね、製薬会社に勤めておって、〔テレビの〕取材〔を受けて〕放映されるから、自分を知ってる人がいれば見てもらいたいと思って、電話してきた。自分が保育所におったのはわかるけど、どんな施設〔だったの〕かわからんと言うんですね。「あらぁ、F子ちゃんね」って言ったら、懐かしがってですね。「敬愛園に転園するときに、恵楓園の官舎《おうち》に一週間ぐらい泊めてもらったのを思い出す」って、すっごい喜んでね。

木村　私は結婚しまして〔官舎から〕出ました。子どもたちが集まってくるでしょ。主人もすごく理解があって。〔主人は〕国鉄の車掌をしてましたから、熊本駅まで送っていって、一等車《グリーン》に乗せて帰してましたよ。大阪にいる子どもたちが、「そのことを忘れられない」ちって、年賀状に書いてきます。

映画「あつい壁」

森　〔中山節夫《なかやませつお》監督の映画「あつい壁」は〕最後まで見れませんでしたね。あれは、ほんとにありましたものね。〔龍田寮から子どもが〕逃げて、恵楓園に行ってると〔連絡があって〕、夜中に〔恵楓園まで〕行ったら、門のとこの桜の木の上に、こう、おってからね。

木村　龍田寮《ほいくしょ》に、リデルさんが欧州から持ってこられたユーカリの木がありました。〔幼い子どもを〕おんぶしてそのユーカリの木のまわりを何べん回ったでしょうか。〔親が〕収容されて、親から引き離されて来るでしょ。もう、泣き叫ぶ子をおんぶしながら、右往左往して。それを思い出しますねぇ。

〔でも、二〇〇一年判決の「らい予防法」違憲国賠訴訟のときに何十年ぶりで再会した、奄美《あまみ》に帰った〕奥晴海さんは〔龍田寮の〕「明るい情景《あれ》ばっかりしか思い出せない」ちってましたね。

森　そうですね。〔あの映画は〕暗いですものね。〔龍田寮は〕けっこうにぎやかでした。運動会もありましたしね。遠足に行ったりもしてけっこう楽しかった。

木村　お雛《ひな》さまも、にぎわいでしたよ。

いまだに残る厚い差別の壁

森　〔国賠訴訟判決のとき世間では〕〝タダで食べて、医療もぜんぶタダ。補償金からそれを引かにゃいかん〟とかって話す人もいましたよ。

木村　「勝訴」〔の判決はテレビで〕見ました。私たちから言わせると、当然だと思いますけどね。やっぱり、啓発が大事だと思いますね。とくに療養所の近くは、いままでの古い習慣にあれしてますから。

森　〔二〇〇三年の黒川温泉の宿泊拒否事件のときは〕世間から〔恵楓園の入所者を誹謗《ひぼう》中傷する〕投書がいっぱいありました。〔世間は〕冷たかったですよね。あれは、県の対応が悪かったですね。

木村　県もはじめからオープンにして、ちゃんと、こんなお客さんって言えば〔ああいう問題にはならなかったし〕、知事が〔恵楓園のみなさんと〕一緒にお風呂に入れば、なんのことはなかったのにね。

森　龍田寮〔出身〕の〔男の〕子が結婚して、息子が三人おって。それぞれ〔すてきな〕娘さんに巡りあって孫ができて。だけど、奥さんが、孫のためにね、七〇ちかくなって、夫《おとうさん》と離婚というこことになった。男性は〔元は〕韓国〔籍〕で、帰化してる。そして、両親が〔恵楓園に〕入ってた。それ承知で結婚したんだけど、〔彼は〕「孫たちの将来のために自分が身を引いた」って、それだけしか言いませんものね。

註記

熊本では、第1章で書いたように、加藤清正の菩提寺である本妙寺の境内周辺にハンセン病罹患者とその家族が、いわゆる貧民たちと一緒に大きな集落を形成していた。「本妙寺部落」である。主な生業《なりわい》は乞食《こつじき》であった。街中でその姿を見かけたイギリス聖公会の宣教師、ハンナ・リデルは〝救癩〟のため、一八九五年（明治二八年）に「回春病院」を設立。彼女の死後は姪のエダ・ハンナ・ライトが跡を継いだが、戦時中の一九四一年（昭和一六年）に解散させられた。

同様に〝救癩〟のため、フランスのカトリック宣教師、ジャン・マリー・コール神父が熊本の地でハンセン病患者の診療を始めたのが、一八九八年（明治三一年）。一九〇一年（明治三四年）には病院を建て「待労院」と命名。待労院は、最後まで残った数名のハンセン病元患者たちを国立ハンセン病療養所「菊池恵楓園」に転園させた二〇一二年まで、ハンセン病に罹った人たちの世話をしていた。

国の隔離政策が始まり、菊池恵楓園の前身の「九州癩療養所」が設立されたのが、一九〇九年(明治四二年)。だから、一九四〇年(昭和一五年)に、本妙寺部落が官憲による狩り込みに遭って解体させられるまでは、熊本の地でのハンセン病罹患者たちの居場所としては、「本妙寺部落」「回春病院」「待労院」「九州癩療養所」という、いわば四つの選択肢があった。かれらは、それぞれに自分にとって相対的に居心地がよいと思われるところを求めて、転園したり脱走したりしていたのである。一九四〇年の本妙寺部落の解体は、かれらにとっての選択肢を大幅に狭めるものとなった。

「慈愛園」は、アメリカの宣教師モード・パウラスによって一九二三年(大正一二年)に熊本の地に創設された社会福祉法人。龍田寮事件のころは、元熊本県知事の潮谷義子の義父の潮谷総一郎が園長であった。

なお、本文での森三代子さんの発言に「私がタッチした子どもでは、(恵楓園に入った子が)三人いましたね」とあるのは、ハンセン病に罹っていないのに、菊池恵楓園に〝入所〟したということを意味する。いまでも、ご本人が恵楓園で暮らされていると聞いているが、私たちはお会いして話を聞くことはできていない。ハンセン病療養所には、このほかの理由によっても、患者でないのに入所した人たちが何人もいて、私たちは実際にお会いしてもいる。

第2部　ハンセン病問題にみる人生被害

第2部は、語り手をハンセン病罹患者《りかんしゃ》の家族の立場にある人たち一般に（場合によっては回復者の方にも）広げている。

13 台風避難でも除け者にされて

わたしたち（福岡と黒坂愛衣）は、二〇一九年五月、ハンセン病市民学会の第一五回全国集会が沖縄県宮古島市《みやこじま》の国立ハンセン病療養所「宮古南静園《なんせいえん》」で開かれたとき、宮古島在住の家族訴訟原告の一人、下地勇三《しもじゆうぞう》さん（仮名）からお話を聞いた。勇三は一九五〇年、宮古島の生まれ、聞き取り時点で六八歳。父親のいない家庭で育つ。一六歳のとき、兄が沖縄愛楽園《あいらくえん》に収容。たちまち村八分の扱いを受け、台風のときでも安全な隣家への避難を拒まれたと語る。

魚を売り歩いて育ててくれた母

おふくろの話では、〔うちの父親と〕別れたのはうちがおなかにいる当時らしい。おふくろは、女ばっかりの四人姉妹《きょうだい》。おふくろが長女だから、婿に入れるつもりで結婚したんだけども、〔父親は〕働いても金を〔うちに〕入れないで、自分の親元のところに入れてたみたい。それで、おじいちゃんが別れさせたわけ。そのおじいちゃんも、うちが三歳のころに亡くなってる。

だから、おふくろが親父《おやじ》代わりもやってた。〔おふくろは〕おおらかな人でね。人に迷惑をかけない。人とけんかもしない。人の悪口も言わないいちゅう人で、からだはすごい大柄の人だったですよ。

〔その代わり〕おばあちゃんが頑固。すごい厳しくて、万が一なにかあったらもう終わりだと、僕《うち》を海には行かさないさぁね。ぜんぜん。だから、恥ずかしいけども、いまでも私《うち》は泳げないのよ。

おふくろはうちなんかを養うために、〔海辺で〕魚を仲買いして、盥《たらい》に入れて、それを頭に載せて、〔うちの〕集落で売っていたさぁ。〔でも、それだけの稼ぎでは〕すっごい貧乏だった。すっからかん。食べ物もない、なんにもない。

当時、生活保護〔を受けてた〕。いまの生活保護はお金でもらえるけど、昔はひと月に一回、米の一合二合の配給しかなかったのよ。他人《ひと》のところは畑があるから芋をつくって食べるんだけど、うちは畑もないから、小さいお芋しかないんだね。配給があったときに、〔湯呑みに〕一杯の米と三杯ぐらいのメリケン粉で団子をつくって食べたね。

いちばんきつかったのは、学校に行くときに裸足《はだし》で行ったこと。裸足の人は、一〇〇名のうち二人ぐらいしかいなかった。いまは舗装されてるから裸足でもべつに問題ないんだけどね。当時は石がゴロゴロのところを、毎日歩いて。履物だけは着けたいなぁというのが、すっごく感じてね。学生服ちゅうのも、うちなんか着けたことなかったもの。軍隊の払い下げの服、半ズボンにして、それを着けて、学校に通ってた。やっと中学二年のときに、おふくろが黒い学生服を買ってくれて。それをうちはずっと記念に置いてたんだけども、当時の〔粗末な〕生地だからボロボロになって〔さすがに処分した〕。

大東島に出稼ぎ中の兄が沖縄愛楽園に収容

兄貴は、自分が家庭を見ないといかんちゅう責任感が強くて、一七歳で大東島《だいとうじま》に〔サトウ〕キビの収穫の出稼ぎに行って。むこうでハンセン病を発症して、愛楽園に行かされたわけですよ。〔うちが一六歳のとき。〕

「らい予防協会」ちゅうのが那覇《なは》にあったのよ。そこから〔電話があった〕。当時は集落に一軒しか電話がなくて、そこに電話があって。お母さん、もう、死に物狂いさぁね。だれにも言わないで口止めしようとしたけど、兄貴と一緒に大東島に行った人が帰ってきて、しゃべったもんだから、噂《これ》が広がった。

〔うちはハンセン病のことを〕知ってたよ。うちの集落に高齢《おじいちゃん》の患者《ひと》が一人いた。〔それと〕うちのおばあの母方のところにも、そういう病気のおばあちゃんがおって、〔宮古〕南静園に行ったよ。南静園で亡くなってるさ。いまは「ハンセン病」というきれいな名前が付いてるけど、昔は「クンキャー」という呼び名だった。いまでもこういう差別的な言葉で言う人、宮古ではザラにいるわけだけどね。

おふくろから聞かされて、この病気は〝治らない病気〟だということだけは知ってたさぁ。それが〝伝染する〟とかなんとかというのは知らない。兄貴が病気になって初めて、お母さんから「ひとにうつる病気だから、もし、これがみんなにわかれば、自分なんかもうつってるよぉと、みんなに言われる。自分なんかはもう、ここにもおれないよ」と言われてビックリしたさぁ。

愛楽園に〔兄に会いに〕行ったとき、お母さん、「愛楽園《ここ》から宮古に帰ったらみんなから差別される。もう帰れない」と。そういう母親を連れて宮古まで帰るの大変だったよ。「〔愛楽園の〕中にいたら、差別もない。外におったら言われるから、自分も〔病気になった長男と〕一緒に中にいたい」と。それ、いっつも言ってたね。中に入ってる人は、なんにも〔心配はない〕。外にいる人が大変だったの、その当時は。うちがいちばん言いたいのはね、病気してる人は入院してるからいいけど、病気より以上に苦しんだのは、外に出てる人なんだよ、ということ。

おふくろの姉妹《きょうだい》が那覇にいるわけですよね。そしたら、「子どもが小さいから、自分なんかのところには来ないでくれ。子どもにうつったら大変だから」ちゅうのがあったわけよね。だから、お母さんは、那覇に行っても、もう、そこには行かんさぁね。結局〝自分なんかのところには来るなよ〟という拒絶《あれ》をしてるから、行けないさぁ。その当時は、罹《かか》ったところの家族にぜんぶうつってるちゅう観念《の》しかないから。愛楽園にいる人だけじゃなくて、家族全体ひっくるめて〔感染してると〕見てる。うちの集落では、おばさん連中が道端会議みたいに四、五名集まってても、〔うちらの姿を見かけると〕「あ、帰ろう」と。

おふくろの魚売りも、うちの集落では、バタッとできないわけ。四キロ〔以上〕離れた集落《とこ》に、頭の上に載せて〔売りに行く〕。ひとが眠ってる朝早くに〔家を出ても〕そこの集落に着くのは昼前。当時は氷もないでしょ。塩を上からぶっかけて、早くこれ、商売しないといかん。とくに夏なんかはね。

台風襲来時の避難を拒まれて

その当時の家屋《たてもの》は、一本《ひとつ》、柱を真ん中に立てて、横に棒をやって、その上に茅《かや》を載せて、それの上から編んだススキを飛ばないように縄で巻いて縛っているおうちなんです。壁も、ススキの長いやつを編み込んでる。〔風速〕一五メートルの台風が来たら、家がみんな吹き飛んでく。

うちの隣は金持ちで、台風のときにも避難できるように、平屋の鉄筋コンクリートのおうちだったんですよ。で、避難しに行ったら、中はガランとしているけども「入れない」と言われた。ハンセン病のあれで忌避《あれ》されたわけ。

昔は、自分の家《やあ》の境界を、幅五〇センチ、高さ一メーター五〇ぐらいの石垣で囲ってあったのよ。で、どうしたかといったら、風の向きによって、石垣の陰《ここ》に、風が素通りするまで毛布をかぶっておれば、べつに〔命の〕問題はないと。濡《ぬ》れるは濡れるんだけども。頭だけは物が飛んでくるから、毛布をかぶって。台風のたんびに、こういう状況だった。

〔二〇一九年三月の国会ローラー作戦のときには、うちは〕これを国会議員の先生にも強く言ったさ。うちが会った国会議員は八名。〔沖縄社会大衆党の〕糸数《いとかず》〔慶子《けいこ》〕先生とは〔地元で〕ずうっといろんな活動を一緒にやってるけど、うちが行って話したら、「初めて聞いた」と泣いてたね。

大阪に出稼ぎ

うちは機械いじりが好きで、うちの夢は、車かオートバイの修理工になることだった。中学を卒業したらすぐ、オートバイの修理工に入ったわけさ。給料はなし。小遣い程度。当時はドル〔の時代で〕二〇セントぐらいもらっただけ。そして、一七歳のとき、工具を買って、おうちでオートバイや自転車のパンクの修理をちょこちょこと。

一九歳になる前だな。大阪に釘《くぎ》を作る会社があって。そこに知ってる人が採用されてて、来いと。お母さんは反対だったけども、本土《むこう》では月に七万円ぐらい取るちゅうから、一年働いて三六万円を送れば、一ドル三六〇円だから一〇〇〇ドルになる。一〇〇〇ドルあれば、鉄筋コンクリートの〔小さな〕建物は建てられる。ヨシッ、行こうということで、パスポートを作ったさ。〔一年で〕建物の分は送って、生活費もちょっと貯蓄《あれ》しないといかんからと半年延ばして〔宮古へ〕帰ってきた。

母ちゃんにある程度の生活費を渡して、〔今度は〕那覇に行って、昼夜《ひるよる》働いた。昼は、防災関係の仕事。夜はビルの警備員。

結婚生活の破局

宮古〔出身〕の女性《ひと》と結婚することになった。〔那覇で知り合ったら〕たまたま〔宮古の〕おんなじ中学校〔の出身だった。実家が〕隣の部落。うちの三つ下。〔兄のことは子どもが生まれる前に打ち明けた。〕宮古ではハンセン病〔になった人が身内にいる〕と知ったら、もう大変だから、ほんとは言いたくなかったんだけども、いちおう話しておかないと、万が一ちゅう心配《あれ》もあったし。「〔兄貴が〕ハンセン病に罹ったけど、少しの病気だったよ」と話したんだけども、反応はなかった。〔高卒後〕ずっと那覇にいるから、家内はそういうのに敏感《あれ》じゃなかったと思うさ。知識がなかったと思う。怖い病気ちゅうの、理解できなかったんじゃないかな、そのときは。

宮古に連れていって籍を入れて、万が一、ハンセン病の家族《あれ》だよというのが家内の親にバレたら困ると思ったもんだから、那覇で籍を入れた。子どもが二人生まれて、宮古に引っ越してきた。〔宮古では〕家内と子どもはアパート借りて〔暮らしてた〕。うちは、ホテルなんかの防災管理もやってたから、夜中、電話で起こされる場合が多い。だから、事務所で泊まり込み。四年ぐらいしたとき、〔ある日〕アパート〔に帰ったら〕空っぽよ。

〔戸籍を〕見たら、家内〔と子どもたち〕の名前がない。離婚してるのよ、うちが知らないまに。聞いたらね、家内の親父が生活保護を受けさせるために籍を抜いたちゅうわけよ。ビックリして、「ちゃんと仕事をしてるのに、なんで生活保護《それ》に頼らんといかんか」って、うちはけんかもしたさぁね。はっきり言って、これを〔私文書偽造だと〕警察沙汰にしたら大きな問題になるさぁね。でも、これはハンセン病の問題《あれ》だなぁっち、ピンときたもんだから、そのまま置いといた。当時は、ハンセン病となると宮古では村八分。一緒に座って話をしてても、〝あんたの息の臭いがする〞って差別する状況。〔そのとき〕子どもは小学一年と四歳だったね。

新たな出会い

別れたあと、酒浸り。半年ぐらいは、もう、目もあてられんよぉ。仕事も全部廃業。口では言えないよ。言いたくもない。これではダメだと〔もう一度〕仕事をやりはじめたころに、たまたま、いまの家内と知り合った。〔家内は〕うちの六つ下なのよ。妊娠したんで結婚しようとしたが、家内の親が「絶対、ダメだ」と反対したわけ。うちが再婚だからだね。〔しかも〕仕事しようとしても、使ってくれないのよ、みんなが、うちを。〔それは〕政治がらみ。〝この人は支持政党が違うから使うな〟ちゅうのがあるわけよ。これに、うちは相当苦労したわけ。

宮古におったらなんにもならんということで、東京に飛んださ。埼玉〔県〕で二年働いた。当時は給料もすごい高かったよ。それを貯《た》めて宮古に戻ってきて。いま住んでる築一〇年の中古のうちを買ったさぁ。

〔家内との結婚は〕どうするか。〔いわば〕偽装結婚を考えた。家内は別の男性《ひと》と結婚して離婚する。そうしたら〔うちらは〕一緒になれるちゅうこと。生まれた子どもは〔あらためて〕養子にした。

〔いまの家内は〕おおらか。怒りもしない。ひとも非難しない。万が一、うちが非難するでしょ、他人《ひと》を。もう大変だ。怒られる。

〔家内には〕付き合ってるときに〔兄の病気のことは話した〕。「あんたは気にするか」って言ったら、「べつに気にしない。なんで、病気を気にするかぁ」という話をした。だから、うち、ひじょうにやりやすい。いま、長男が三〇、次男が二五さぁな。初孫も生まれたよ。

愛楽園に収容された兄のその後

〔愛楽園の兄の面会には、最初におふくろと一緒に〕行って、そのあとは一回行っただけ。最初に面会に行ったときも、〔兄とは〕ここからそこの壁のとこまで離れてるさぁ。

二回目は那覇にいるときに行った。兄貴がね、〔肉親の顔を〕見たら、寂しさと、うちなんかに〝申し訳ない〟ちゅうのが、すごいあるらしい。だから「もう、ここに来るな！」と怒ってたよ。退所してから聞いたけども、「あんたらが〔面会に〕来なかったら、療養所《むこう》にいるのは我慢もできるけど、あんたなんかの顔を見たら、我慢できない。出てきたくなる」。そういうことだったから、行かんかったさぁ。

兄貴は〔収容の四年後、昭和四六年（一九七一年）に出てきたけど〕後遺症がなかったのよね、ぜんぜん。ひょっとしたら、誤診《あれ》かなぁと。腕と肩《ここ》に蕁麻疹《じんましん》が出て、〔出稼ぎ先の〕家の人に「病院に行ってこい」と。大東島には風邪薬をだすぐらいの診療所しかなくて、「〔沖縄〕本島の病院に行け」と。本島の病院に行ったら、すぐそこから愛楽園に引っ張られたらしい。

で、本人も「おかしいなぁ」と言ってたよ。みんな〔と違って〕自分だけピンピンしてるもの。症状《あれ》は、一、二週間ぐらいで治ったみたいよ。だけども、もう、そういうふうにレッテル貼られたら、療養所《あそこ》にいなきゃいけなかったんじゃないかなぁ。本人《じぶん》も納得しきれなかったねぇ。ずうっと言ってた。

〔退所した兄は〕宮古には戻らんで、那覇と石垣島で建築業を始めて。〔そうして稼いだお金をもって〕宮古に戻って、うちが造った実家のおうちは潰して、大きな二階建てを建てたったさぁね。建てて、いまからだなぁと思ったときに亡くなってね、急に。

〔兄貴は〕結婚は、したんだけどね。一回とも、子どもができなくて〔離婚になった〕。「なんでかぁ?」と言ったら、「自分は子どもができない。睾丸《こうがん》が取られて、こんなだよぉ」ちゅう話をしたもんだから、ああ、じゃあ、愛楽園《むこう》で手術したのかなぁと思って。うちはもう、強くは訊《き》かんかった。

家族訴訟の原告に加わる

〔家族訴訟の話は〕宮古の新聞に載ってた。〔二〇一六年のはじめに弁護士が〕一〇名ぐらい南静園に来た。うちの担当は〔兵庫県の〕吉田哲也《てつなり》弁護士《せんせい》。「あんたは、これ、訴える資格はあるけど、どうするかぁ」ちゅうから、「いや、うちはもう、墓場まで持っていこうと思ってる」。

「〔気持ちは〕わかるけども、できたらやったほうがいいんじゃないかぁ」と。家内に聞いたら、「次の世代に引き継がないように、いま、やっとったほうがいいんじゃないかぁ」ちゅうことだったから、じゃ、やろう、と。家内《かあちゃん》が後押ししてくれる。だから、東京〔の集会〕にもすぐ行けるさぁ。〔家内は〕「これは病気だから、べつになんの問題《あれ》もない。長い目で見れば、差別する人〔のほうが〕罰《ばち》があたる」ちゅった。

〔家族訴訟が始まってから、ある家族原告の〕親父さんが「家族のみなさんが〔もっと〕堂々と前に出ないとダメじゃないか」という話をしたのよ。しかし、うちなんかとしてはね、これは絶対、できないことさぁな。〔療養所の〕中に入ってた人は、人の目に晒《さら》されなかったけど、外にいる人はそれ以上の差別体験《あれ》をもってるわけよ。

以前、〔うちらを〕すごい差別をしておった人なんか、みんな亡くなった。けど、地域内には偏見差別《それ》はまだ残ってるさぁ。

補註

下地勇三さん（仮名）の語りに出てくる「国会ローラー作戦」について、少しばかり説明しておこう。

ハンセン病家族訴訟弁護団には、二〇〇一年五月の「らい予防法違憲国賠訴訟」の勝訴判決に引き続いて取り組んだ、政府による控訴を阻止する闘いの経験が蓄積されていた。家族訴訟でも、「控訴阻止」の闘いは、二〇一九年六月二八日の判決に先立って、すでに三月時点から始められていた。手許のメモで確認すると、第一回が三月二七日、二八日。第二回が五月八日、九日。第三回が六月二〇日、二一日。そして、勝訴判決後の七月二日～四日、七月九日～一二日。この七月一二日に、安倍首相が「判決受入れに当たっての首相談話」を公表して一段落。

これらの一連の活動をわたしたちは「国会ローラー作戦」と呼んでいた。何をしていたかというと、北は盛岡・仙台から、南は沖縄から、家族原告たちが駆けつけて、弁護団や支援者たちと国会議員会館に集結し、国会議員の事務所を次々に訪問して「控訴断念」を直訴。院内集会を開催し、各政党ごとに国会議員たちに家族原告みずからが訴える場を組織。さらには、みんなが見守る前で、「ハンセン病問題の最終解決を進める国会議員懇談会」「ハンセン病対策議員懇談会」という二つの議懇の総会を開いてもらって、家族原告の声を直接届ける。これらの取り組みの成果が、七月二四日の首相官邸での、安倍首相による家族原告らに対する顔を合わせての謝罪、そして、秋以降の法改正に結実していった。

わたしはこの一連の「国会ローラー作戦」のすべてに、支援者の一人として参加したのだが、一日の行動が終わったあとは懇親会という名前の飲み会になる。宮古島から馳せ参じた下地さんとも、そういう席で隣り合わせになり、聞き取りをお願いした次第である。

14

金城雅春、愛楽園に死す

二〇二一年三月八日(月)、国立療養所沖縄愛楽園《あいらくえん》交流会館学芸員の辻央《つじあきら》さんから訃報が届いた。この日の朝、入所者自治会長の金城雅春《きんじょうまさはる》さんが亡くなられたというのだ。享年六七。「金曜日まで自治会〔事務所〕に出ておられ、突然のことに呆然《ぼうぜん》としています」。

金城雅春さんへの追悼の念をこめて、二〇一三年の暮れに二日続きでお聞きした語りを紹介したい。

金城雅春は一九五四年一月、沖縄本島の大宜味村《おおぎみそん》生まれ。聞き取り時点では五九歳。ハンセン病療養所入所者のなかではもっとも若い世代の一人だ。高校二年でハンセン病を発症。スキンクリニックで通院治療を受け、治癒。大学卒業後、腎臓を悪くしたのに連動してハンセン病を再発。一九八〇年五月、愛楽園に入所。療養所暮らしが長引くことを覚悟し、結婚してまもない妻と離婚。長年にわたり自治会活動に携わってこられた。

八人きょうだいであったが、長姉と次姉は戦時中に〝戦争マラリア〟で死んでいる。雅春は、生き残ったきょうだい六人のなかでは五男坊であり、下に妹がいた。

山津波に遭って沖縄本島から石垣島へ

〔姉たちのことは〕私は〔ぜんぜん〕知りません。戦争で山に避難してて、蚊に喰《く》われて、やられてる。沖縄の場合、戦争で戸籍がみんな焼失して、戦後作り直してる。そのとき〔すでに〕亡くなってたから〔姉たちは〕戸籍から外されてる。家の仏壇に位牌《いはい》はあるんですけどね。あとから〔戸籍上〕ないのはちょっとまずいよ、親が生きてるうちにちゃんとしておこうということで、復活はしたんですけどね。

私は大宜味村《おおぎみそん》にいたのは幼稚園まで。山津波があって、たくさんの人が亡くなった。公民館にみんな、元気な人も亡くなった人も一緒にいたっていう記憶が強烈に残ってます。うちは半壊。家族は大丈夫でしたけども、隣近所の人たちがやられてしまった。大雨で、ちょうど裏山が地下水が湧き出る場所で、ドサッと崩れてしまって。それがあって〔石垣島に〕引っ越した。〔石垣島には〕親父《おやじ》の弟が先に行ってってた。〔それは山津波とは〕無関係。〔早い話〕土地を求めて行った。移民ですね。引っ越した先には〔大宜味村から〕親戚がたくさん移住してた。小学校三年のとき〔石垣島の西部の〕崎枝《さきえだ》というところに移った。そこは、まわりはみんな宮古島の人たち。

〔石垣島では〕農家です。貧乏な農家。缶詰用のパイナップル〔栽培〕がメイン。〔小さいときから〕手伝い。夏場になると、家族だけで一日一〇トン出してました。朝早くから夜暗くなるまで〔労働〕。お昼も三〇分ぐらいで、ちゃっちゃ食べたら、すぐ仕事に入る。〔それは〕もう、やらんといけないんです。食っていけない。

高二で発病、在宅治療

高校は那覇《なは》です。琉球政府立《けんりつ》の〔沖縄〕水産高校を出てます。専攻は無線通信科。〔那覇の〕オバのうちに下宿。

〔ハンセン病の発症は〕高校二年のときですね。高校生、やんちゃですから、酒飲みますね、友達と。飲んだら、湿疹《しっしん》が出た。皮膚科へ行ったら、「保健所へ行きなさい」。保健所へ行ったら、那覇の古波蔵《こはぐら》にあるスキンクリニックを紹介された。スキンクリニックへ行ったら、「ハンセン病だ」っていうことで、在宅治療をした。

〔そのとき、私はハンセン病にかんする知識は〕ゼロ。〔べつに、世の中、真っ暗に〕ならなかった。〔病気のことは親にも〕オバにも言わなかった。相談するような重大なことだとは、私自身が思っていなかった。寝込んだわけじゃなかったしね。ごく軽くて。

DDSの服用で〔病気は〕治まりました。治まったから〔治療も〕やめて、本土の大学に行った。〔そのことを医者に相談したら〕「うん、いいよ」って。べつに、外見上、なにもないんですからね。いまは、ありますよ。〔私は後遺症がないように見えても、指が〕ちょっと変形してます。

東京で苦学の四年間

〔大学は〕東京。学費は親が出してくれた。「遊ぶ金は出さんけど、学費はちゃんと出す」っていう約束で行った。〔行くときは〕パスポートを持って行きましたよ。ただ、行ってすぐ、親父が亡くなっちゃった。脳溢血《のういっけつ》で。二年で中退。そのあと、アルバイトして、専門学校へ行った。バーテンとか、土方とか、〔夜間の〕ビル管理人。

〔沖縄〕返還が昭和四七年（一九七二年）。〔これで〕パスポートなくても〔沖縄に〕帰れると思った。〔沖縄の本土復帰の問題には〕関心ありましたよ。高校のときに、復帰運動のデモ行進に参加してました。

〔米軍基地が沖縄にいっぱいあるのは〕おかしいという感覚は、べつになかったけどね。生まれたときからずっと〔米軍基地は〕あるじゃないですか。〔近くに〕奥間ビーチってあって、そこが米軍のＶＯＡ（Voice of America）の放送局だった。幼稚園のときは、遠足、そこへ行ってたからね。

〔専門学校で学んだのは〕無線通信の技術者ですね。機械のメンテナンス。でも、その資格

〔を活かす就職は〕できなかった。石垣島へ戻って、電気工事屋さんに就職した。沖縄って仕事がないですよ。

再発と腎臓病、沖縄愛楽園へ入院

本土から友達が新婚旅行で来て、一週間ドンチャン騒ぎして。明日帰るっていうその晩、遅くまで飲んだら、翌日、熱発《ねっぱつ》。県立〔八重山〕病院へ行った。悪性リンパ腫の疑いで検体をがんセンターに送ったら、「なんともない」と。太股《ふともも》に病変が出てたんで、県立中部病院へ検体を送ったら、「ハンセン菌がいる」っていう〔結果が来た〕。保健所に連れていかれた。また外来治療でしばらくやってたんですが、ときどき入院するので外の現場に出られなくなり、〔仕事は〕設計事務所に移った。先生が「〔専門の〕病院があるから行くか」って言うから、「〔入院は〕どのぐらいかかりますか?」「三カ月かな」。〔入所は〕一九八〇年の五月二五日だった。もう〔自宅の〕消毒とかそういうことはぜんぜんないです。

〔結婚は〕二五歳。結婚して、じきに来たんですよ、愛楽園《こっち》へ。〔私が愛楽園に〕来るときは一緒に付いてきてくれた。彼女は〔この〕病気自体のことを、あんまり知らなかった。

うちの母親は、愛楽園ができる前の〔昭和七年（一九三二年）の〕嵐山事件のときが青年時代。〔療養所建設〕反対の運動にも参加してて、逮捕された住民《ひと》たちに、警察におにぎりを差し入れに行ったとかっていう話をしてくれて、「なんで、あんたがそれに罹《かか》らんといかんのか」と。〔妻とは〕別れました。〔私が愛楽園に入所して〕二年目かな。私が〔退院して〕帰れる状況ではなかったんで、一人で置いとくのも残酷《あれ》だなぁと思って。「もう、あんたの好きにしなよ」つって、別れました。別れて、私は楽になった。肩の荷が下りた気がした。

基本科病棟で三年ほど過ごしました。腎臓が悪くて、〔ハンセン病の〕いろんな薬が使えなくて。リファンピシン〔などの特効薬〕があったが、私はB663ですね。〔あれを飲むと、からだが真っ黒に〕なった。あと、熱瘤《ねつこぶ》に効くサリドマイド。

東京の全患協本部に三年

昭和六〇年（一九八五年）から三年間、東京の多磨《たま》〔全生園《ぜんしょうえん》〕の全患協〔本部〕事務局に行ってた。風邪を引いて熱発して、ガタッと腎臓の機能が落ちて、透析が必要になった。〔人工透析は〕いま、週に三回、四時間ずつ。月水金。〔社会復帰を断念したのは〕やっぱり、透析をやりだしてからでしょうね。それまでは出る気でいた。食いっぱぐれのない資格は持ってたから。

〔入所者の自治会活動を始めたのは〕私が物好きだから。あのころは〔療養所に〕元気な青年たちがたくさんいて、ゴロゴロしてる。〔なぜ退院しないのかな〕何かあるんかなぁと思って勉強しだしたら、「らい予防法」という法律があるということがわかって、そっから足を突っ込んだ。

〔全患協会長の〕曽我野一美《そがのかずみ》さんとは、飲みながら、食べながら、よく話をしましたよ。〔彼は〕豪快でしたねぇ。飲みにしても、遊びにしても、仕事にしても。しゃべりが達者で、立て板に水。神美知宏《こうみちひろ》もそうだけど。大島《おおしま》〔青松園《せいしょうえん》出身〕の連中、すごいなぁ、と。

国賠訴訟に第七次原告として立つ

〔一九九八年七月に熊本地裁に星塚敬愛園《ほしづかけいあいえん》と菊池恵楓園《きくちけいふうえん》の入所者一三名が「らい予防法違憲国賠訴訟」を提訴したが〕私は第七次提訴のときに参加したんです。一九九九年一二月。〔まだ、勝てるという〕見込みもぜんぜんなかったときです。一三人が〔裁判を〕やって、判決《けつろん》が出ると、みんなも影響を受ける。それだったら、一緒にやったほうがいいっていうのが私の考えでした。

〔最初は〕弁護士たちが来て説明しても、反応がにぶい。園〔当局〕も〔裁判のためには〕建物を使わさんとか〔宿泊所に〕弁護士を泊めないという対応だった。私はそのときは自治会長じゃない。ちょっと休んでる時期だった。自治会も協力的じゃなかったんで、次の選挙では私が会長になった。そしたら、施設側もなんも言わなくなって、こっちが自由に使えるようになった。

〔結果的には〕八次、九次と、立て続けに〔園内の〕公会堂にみんなを集めて説明会をやったら、ダーッと手続きした。全国一三園のなかで、ここがいちばん原告数が多いんですよ。本土の園みたいに〔お互いにだれが原告になってるかを秘密にしていると〕園自体〔の人間関係〕がおかしくなるから、それはやめようと。ここは、だれが原告になってるかみんなわかる、という方式を取った。

『沖縄県ハンセン病証言集』づくり

〔『沖縄県ハンセン病証言集』づくりは〕私が言い出した。『命ひたすら——療養五〇年史』（一九八九年）という、われわれ自治会で発行した記念誌があるんですけど。あれは、いいことばっかりじゃなくて、裏面史を残そうと、私が企画書をつくった。全患協本部へ行って戻ってきたら、企画と違って、立派な本になってた（笑）。それじゃダメだ、とにかく被害実態を表したものを記録しとかないと、もうみんな高齢だし、しゃべってくれる人がいなくなる。そういう思いがあって、たくさんのボランティアの人たちに聞き取り調査に園内に入ってもらった。県に、「実際には、これは沖縄県がやらなくちゃいけない証言集でしょ。経費を出しなさい」と。三年ぐらい働きかけて、人件費も含めて、初年度一〇〇〇万円、翌年が一二〇〇万円、出してもらった。

集約化には集約化の仕方がある

〔私の自慢話を聞きたい？〕自慢話なら、たくさんあるよ。私は、設計事務所にいたから建築がわかるんですよ。愛楽園《うち》の建物を見ると、デザインが他の園と違うでしょ。〔入所者が暮らす舎は〕ふつう、長屋〔形式〕ですけど、もっと洒落《しゃれ》たデザインにしろということでデザインを変えた。

第一センターなんかも、ユニット形式で、ホール《ひろば》を取り囲んで部屋を配置している。〔各部屋のドアを〕開けると、すぐ職員の顔が見れる。〔そういうデザインを採用したのは〕私と園長とで沖縄本島の南のほうに行って、あちこちの民間の新しい施設を見てきて〔もっといいものを考案した〕。

〔本土のハンセン病療養所のなかには、四階建てのセンターを造ったところがある。あれは〕自由がない。だって、〔入所者は〕四階建ての建物での生活に慣れてないでしょう。〔高齢化して〕からだは不自由になってる。簡単には〔出入りできない〕。平屋の庭で盆栽をいじっていた人たちが、いじれなくなってしまう。そういう人たちが高いとこに上がらされると、おかしくなりゃあせんかなと思う。

集約化には、集約化の仕方がある。べつに、上に伸ばす必要はない。面積はあるんだから、広く使えばいい。うちはもう、絶対、階層を重ねた建物はダメだよと言ってる。生活の場としてダメだ。外に自由に、簡単に出ていけないという話になってしまう。

うちのセンターは、自由。飲みに行こうと思ったら、名護の飲み屋街へも行ける。管理はしない。「夜も看《み》てくれ。巡回してくれ」という人たちは看るんですけど、「私は要りません」という人は、やらない。ユニットのいちばんのいいところは、夜間帯のナースコールが激減したことです。いつでも職員の顔が見える〔安心感でしょうね〕。

看取りも自室で

〔第一センターに入っているのは〕特重《とくじゅう》の人たち、視覚障害《もうじん》の人たちですね。第一病棟はもう閉鎖したんで、いまは治療センターだけ。うちは病棟〔への入院〕は急性期だけで、慢性期になると、センターの自分の部屋へ戻って、みんなでフォローしていくようになってる。センターには、看護師も二四時間、三交替で配置されてる。

〔他のハンセン病療養所のように、いったん病棟へ行ったら、行ったっきり、戻れなくなっちゃうなんていう話は、ここは〕ないですね。〔世間一般でも、病院ではなく〕家で死にたいというのが普通になってるんじゃないですか。だから、本人の意向を聞いて、それに従ってやっていく。〔職員のほうの都合で、治療棟から自室に戻りたいというのを断るなんてことは〕ここでは、させない。

ここでは、センターの各自の部屋で看取りまでやってる。〔療友が〕だれもいない病棟で〔看取りを〕やるよりは、ちゃんと日常、世話をしている人たちが看取ればいいんじゃないのか、と。

認知症の人も閉じ込めない

いまいちばん問題になってるのは、認知症への対応ですね。高齢化してきて、認知症〔が進み〕、被害妄想が出てきたりして、大変ですよ。全国〔一三の療養所に共通の課題〕だと思うんだけど。〔認知症になった方に対して〕うちは閉じ込めはしない。〔本人が外へ出ていくときには、だれか職員が〕付いていく。大変ですよ。〔でも〕大事〔なことです〕。閉じ込めるのは簡単ですけどね。うちは、センターでフォローする。認知症〔になった人たちのために〕第一センターにユニットがあるんですけど、外に面した部屋ですから、出ていこうと思えばすぐ出ていける。〔各部屋に〕出入り口があって、スロープが付いている。バリアフリーで作られてるから、外へ、車椅子でもスラーと行けるようになってる。

〔ですから、見つからなくなって、大騒ぎになったことって〕何度もあります。探したら、事故死してたということもあります。海が近いですからね。浜辺で倒れてるとか。そういう事故はありますですね。しょうがないのかな、と思ってます。だからといって、括《くく》り付《つ》けるわけにもいかない。〔拘束したりすれば、それはそれで〕また人権問題。〔そうやって徘徊《はいかい》などの事故で亡くなるというのは、療養所の外でも〕一般に起こってることなんですね。だから、電動車椅子に乗ってる人たちには、車椅子にセンサーを付けてる。どこに行ってるか、位置がわかる。

歩いて出ていく人たちには、〔センターの〕出入り口に感知マットを置いている。〔だけど〕徘徊する人って、賢くなって、踏まないで行く。どないやって行くのか知らないんだけどさ。踏まないんだよ（笑）。〔ここを〕踏んだら、〔職員が〕出てくるちゅうのがわかるのかどうか知らんけど。なんで、鳴らなかったんだちゅうのがあったりしますね。賢いなぁと思って（笑）。

カジマヤーの祝い

〔私がここに入所してから、石垣の母がここには〕面会に来ないけど、私がしょっちゅう〔会いに〕行ってるんです。おふくろが那覇まで出てくるから、私が那覇に遊びに行く。〔石垣島にも〕今年の夏に帰りましたよ。ちょっとお祝いがあったんで。カジマヤーっていう、九七歳の〔祝い〕。カジマヤーって、風で回る車、風車《かざぐるま》だね。子どもに戻るということで、風車。〔きょうだいだけでなしに〕親戚も集まって。親戚はみんな、私がこっちにいることを知ってる。ぜんぶオープンにしてるから。同級生もみんな知ってますよ。〔私に対する変な反応は〕なにもないですね。高校の同期会とかも行きますんで。べつに隠すあれじゃない。最初から隠してないから、私。

補註

金城雅春さんの母親が娘時代に、嵐山事件で療養所建設反対の運動に参加して身柄を検束された隣人たちに差し入れをしたことがあったというエピソードは、たいへん興味深い。この問題の背景を少しばかりみておこう。

一九〇七年（明治四〇年）に「癩予防ニ関スル件」（明治四十年法律第十一号）が制定され、以後、国はハンセン病患者に対する隔離政策を推し進める。一九〇九年（明治四二年）には、青森に「北部保養院」、東京に「全生《ぜんせい》病院」、大阪に「外島《そとじま》保養院」、瀬戸内海の高松沖に「大島療養所」、熊本に「九州療養所」が開設された。しかし、沖縄での療養所建設は立ち遅れ、宮古島に「宮古保養院」が開設されたのが一九三一年（昭和六年）。

沖縄本島に「国頭《くにがみ》愛楽園」が開設されるのは、さらに遅れて、一九三八年（昭和一三年）。その途上で事件が起きる。一九三二年（昭和七年）には、療養所建設予定地とされた嵐山の工事現場を、地元の羽地村《はねじそん》、隣接する今帰仁村《なきじんそん》の住民たちが竹槍を携えて襲撃。一〇〇人余が検挙された。村ぐるみの反対運動であった。「嵐山事件」である。さらに一九三五年（昭和一〇年）には、熊本の「回春病院」から伝道師として派遣された青木恵哉《けいさい》をリーダーとする患者たちが暮らしていた屋部《やぶ》（現在、沖縄愛楽園がある名護《なご》市内）の三軒の小屋が、押しかけた地元住民たちによって引き倒され、火をかけられた。「屋部焼き討ち事件」である。

この二つの事件は、沖縄でのハンセン病患者に対する排除・排斥の感情が、もともといかに激烈であったかの証左として言及されることが一般的である。しかし、わたしは出来事の推移をもう少し丁寧にみていく必要があるのではないかと考える。

じつは、同じ沖縄でありながら、「宮古保養院」の開設は、もっと穏やかに進んだ。当時の平良《ひらら》町長仲宗根勝米が尽力し、宮古郡以外の患者は収容しないことを条件にして、意見のとりまとめをおこなったという経緯がある。

それに対して、「国頭愛楽園」の場合は、リーダーシップをとったのは、よそ者の最たる者、ヤマトンチューの患者である青木恵哉であり、広く沖縄全域の患者を（建設予定の集落からすれば〝よそ者の患者たち〟を）押し付けられるものであった。

嵐山事件のあと、一時、青木恵哉たちが屋我地島《やがじしま》の大堂原《うふどうばる》に上陸し、テントと小屋住まいを始めたのに対して、地元の済井出《すむいで》部落の人たちが大挙して押し寄せて打ち壊しているのだが、その際、済井出の人たちがとった行動を、青木恵哉自身がその手記『選ばれた島』（一九五八年）で、こう記述している。「屋我地の人々はいつのまにか自分の足もとに火がついたのを知って跳び上るほど驚いたにちがいない。済井出部落では、大堂原に離れ住んでいた自分の部落の患者康栄さんほか三名がこの不逞の輩にたぶらかされては大変だとでも思ったのか、部落と大堂原の間を流れる小川の部落側に小屋を造って彼らを移し、それから大挙大堂原に押しかけてきた」（二〇一頁）。

このように、当時のハンセン病患者に対する共同体の対応は、その患者が共同体の一員であれば、共同体のはずれに追いやるものではあっても、共同体の外に追い出すものではなかった。裏返せば、共同体の外部からの患者を受け入れる慣習はなかったのであり（外の社会からやってくる悪疫ととらえ、悪疫は退散願うのが習わしであった）、外部からの患者たちを収容する「療養所」の建設は、議論の余地なく共同体の掟に反するものであったのだ。

これが大きく変容をこうむり、共同体内で生まれ育ったハンセン病患者であっても、共同体内の居場所を奪い、隔離施設としての「ハンセン病療養所」へと追い出すのを当たり前とする風潮を構築したのが、国の「強制隔離政策」と「無癩県運動」であったのだ。そして、さらには、その家族たちに対しても、共同体内の居場所を奪うまでに至った。

故・金城雅春は、沖縄愛楽園入所者自治会長として、隣接する済井出の住民たちとの、心の通いあった関係性の再構築を、その晩年の最重要課題として取り組んでいた。周辺住民を〝まるごとの加害者〟と見做《みな》すだけでは、偏見差別を打破していくうえで視点に欠けるものがあるような気がする。

聞き取りへの補註の枠を超えてしまうが、沖縄のハンセン病問題を理解するには、民俗学的な理解も蔑《ないがし》ろにはできないのではないかと、わたしは考えている。たとえば、沖縄では、ハンセン病を患った者が亡くなり墓に葬るときには、〝炒《い》った豆〟を一緒に埋葬し、〝その豆から芽がでてくるまでは、死者の霊がこの世に出てくることがあってはならない〟との呪文が唱えられた、それほどハンセン病患者は忌み嫌われ差別されてきたのだという言説がまかり通ってきた。しかし、鈴木陽子『「病者」になることとやめること――米軍統治下沖縄におけるハンセン病療養所をめぐる人々』（二〇二〇年、ナカニシヤ出版）を読むと、ことはそう単純ではないことがわかる。

たしかに、ハンセン病を患った者が亡くなった場合、その死者は、集落をあげての葬儀の対象から外され、身内だけでひっそりと弔いがおこなわれ、祖先の眠る本墓への埋葬も許されなかった。しかし、沖縄の葬送でそういった扱いを受けたのは、ハンセン病患者だけではない。赤痢などの疫病で亡くなった者も、同様の扱いを受けた。

というのも、祖先の霊に守られてきた人ならば、通常の亡くなり方をする。尋常ならざる亡くなり方をした人は、祖霊に見放された人だったのだ。そのような死者の霊魂は、祖霊に加わることはできない。——という共同体成員たちが共有する考え方が、背後に働いていたのだ。

時が流れ、いつしか、赤痢などの感染症で亡くなった人でも、普通の弔われ方がされるようになった。しかるに、ハンセン病元患者だけは、いつまでも、この〝差別的な〟弔い方が続けられた。——全体的に事態が変容していくとき、ただひとつ、変わらぬままの事象があるとき、その〝変わらない〟ということのほうが特別な出来事であって、格別の説明を必要とする。

なぜ、ハンセン病を患った人の葬式の仕方だけが、旧来のままにとどまったのか。それは、どう考えても、日本の国の「強制隔離政策」と「無癩県運動」が、ハンセン病を、その他の〝疫病〟とは次元が違うものとして、人々に刻印づけたからであろう。——というのが、わたしの考えている仮説である。

15

娘だけでなく孫娘までも

二〇一九年九月、わたしたちは東海地方のある海辺の集落に中田宅（以下、すべて仮名）を訪ねた。出迎えてくれたのは、カズエさん（一九五一年生、聞き取り時点で六七歳）、エツさん（カズエの母、一九二八年生、九〇歳）、トヨさん（エツの姉、一九二三年生、九六歳）の三人。

トヨとエツの父親（一八八八年＝明治二一年生）がハンセン病を罹患《りかん》。戦時中に東京の多《た》磨全生園《まぜんしょうえん》に収容されたが脱走、戦後再収容に遭い、一九五三年に全生園で亡くなっている。

つつましい暮らし

トヨ　うちは貧乏なもんだでね、〔尋常小学校〕六年で学校をおりて奉公に行ったけんど、さほど辛《つら》いとも思わなんだね。頭が悪いので勉強はダメだった。でも、国語は大好きだったね。うちの仕事は百姓。〔田畑は〕いくらもなかった。父《おじいさ》が〔うちに〕いたときは、煙草《タバコ》を植えた。

海のほうに乾燥する小屋があったよ。田んぼ〔で採れた米〕は地主のとこへ納めたもの。自分らは、カボチャとかそういうものを食べてたよ。

昔は、みんな、家で小舟を持ってたわけ。おじいさが〔漁に〕出てるときに、舟のすぐそばへ、大きなゑびす様の顔が出てきて、ニコッと笑ったって。こりゃあ、なにかあるなと、急いで帰ってきた。〔その途端に〕海が荒れて〔逃げ遅れた〕人は死んじゃったけんが、うちの父親だけが〔命拾いした〕。

海へ行くまでに、見上げるぐらい高い葦《よし》が生えてて、〔漁から上がったおじいさの後を〕狐《きつね》が付いてくるの。それだもんでね、「明日も漁をとらしてくれよ」って〔魚を一尾あげてたんだって〕。

〔おじいさは〕手は不自由になってたけども、生まれつき器用だったわけ。木の臼《うす》じゃ、ぐらつくつって、コンクリの臼を作ったの。わたし、手伝わされてね。そうしたら、その臼を分けてくれっていう衆が出てきて、三つも四つも作ったの覚えてる。

先生が父親の病気を言いふらした

エツ　〔おじいさの指は、わたしが〕物心ついたときから変形してた。ご飯食べるつっても、晒《さらし》を手へ巻いて、おさじをそこへ差して、食べてた。

うちは女〔ばかり〕五人。わたし、いちばん下だもんだで、上の衆はみんな〔名古屋へ〕働きに出ちゃって、母親《おばあさ》は畑へ行くもんでね、わたし、おじいさと遊んだ。おじいさが、こうになってる手で、おはじきを一緒にやってくれた。小学校にあがったときは、〔おじいさは〕全生園へ行っちゃってた。子どものときは〔友達もなく、まったくの〕孤独。

二年生か三年生だったかな。用事があって職員室へ行ったとき、ある先生がね、「この子の親はこうこうこういうふうだよ」って話しだいたわけ、職員室の先生らに。昔は「らい病」って言ったじゃんね。いまでこそ「ハンセン病」と言うけども。わたし、なんで、この先生は、親のことをね、ここで言うのかなぁと思った記憶がある。その先生、うちの隣から〔近隣の町へ〕お嫁に行った人があって、その旦那さん。だもんだで、親のことが、ツーツーにわかってたわけ。

収容、脱走、再収容

エツ　〔最初は〕役場から言ってきただいね。「全生園に行くように」って。
カズエ　一〇年いて、脱走してきて、そんでまた戻されただら。
トヨ　「こんどは遠くの島へやっちゃう」って言ってきた。〔逃げて〕来《こ》れんように。それで、「あんなほうへ行っちゃあ、おまえらが面会に来ることもできやせん。ほんだで、おれは〔全生園へ〕帰る」っつって、自分から〔全生園へ〕帰っていった。

エツ　そのつど、わたしらも付いていったもの。来るにも、帰るにも。〔おじいさが全生園から帰ってくるときは、帰省許可をもらってじゃなくて〕こっそり。

〔面会に行くときは〕普通の日だと百姓の仕事をやらにゃあいかんもんで、お正月に行ったわけ。むこうは雪が積もってる。雪が下駄《げた》の歯へはまっちゃって、秋津《あきつ》の駅で降りて、一時間歩いても全生園へ着かなかったよ。〔あるとき〕面会に行ったとき〔おじいさが〕寝ていて。「足を切断して、今日で二日目だよ」って。

〔おじいさの病気が、なんていう病気か〕名前も知らなかった。ひどい病気だなっていうのしか感じなかった。〔でも、うつる病気だとは〕ぜんぜん感じなかった。そんだけど、〔全生園の〕寮舎《へや》に一緒に住んでた人がね、おじいさ、こっちへ逃げてきていたときに、夫婦で訪ねてきたことがあった。来た人が寒いいつったもんで、おばあさ、自分の着てた服を貸してやったわけ。そんで、帰ってっから、おばあさ、着っかと思ったら、おじいさが「よせ！」って怒ったもんで、おじいさはウツルちゅうのも多少あるかなぁと思っていたと思う。

トヨ　おじいさが体調を崩《くず》いたとき、一カ月以上、〔全生園の〕部屋へ寝泊まりして介護した。わたし、あれだいね。火を点《つ》けた。〔火葬の準備をしてくれた患者さんらが〕「〔娘の〕あなたが火を点けなさい」っつってね。そんで、小さな骨瓶《こつがめ》へ入れて持ってきた。〔全生園ではお葬式は〕

しなかった。〔こっちへ来ても〕やらなんだよ。〔やっと昭和〕四五年（一九七〇年）に、お墓を建てた。
カズエ　わたし、〔昭和〕二六年（一九五一年）に生まれたけど、〔祖父と〕会ったことない。そのときは全生園《むこう》へ行っちゃってて、〔昭和〕二八年（一九五三年）に亡くなって。
エツ　おじいさの遺骨をうちへ持ってきたとき、あんた、ハイハイしてた。

戦中、戦後を生きぬく

エツ　〔高等科へ行かずに〕小六で下りたのは、わたしら姉妹《きょうだい》ぐらいなもんだね。貧乏でね。昔は働き口を斡旋《あっせん》する人がいて、何人か一緒のとこへ就職するわけ。だもんで、親のことを言いふらされるわけ。でも、〔わたしは〕三年、我慢しただよ。トヨばあは、もっと早く辞めちゃったいね。〔隣村の〕フクちゃんに〔親のことをみんなに〕言われて。〔名古屋で働いたのは、製菓工場。〕つくるお菓子は〔作るだけで〕厭《あ》いちゃって、食べたことない（笑）。〔作ってたのは〕ちゃいなマーブルっていって、変わり玉。中が、いろいろな色になってるの。
実家に戻って。〔隣村に〕劇場があって、〔木工工場に〕改造して〔軍用練習機の〕「赤とんぼ」の羽を作ってたわけ。そこへ近くの衆は、ほとんど働きぃ行ってた。〔その村に〕あった

〔織物の〕百台工場《ひゃくだいこうば》が〔昭和一九年（一九四四年）一二月七日の東南海〕地震で全滅したよ。わたしら木工工場で働いてて、空襲になって、防空壕《ぼうくうごう》へ入っただもん。そのときに大地震。前のうちも、百台工場も〔潰れた〕。〔わが家は〕バラ屋で軽かったから、揺れても〔助かった〕（笑）。それと、Ｂ29が橋を狙って、爆弾、落といたときがあって。

トヨ　家族全員が死んじゃったうちがあったねぇ。

塩〔づくり〕を、終戦後、始めたじゃん。

エツ　〔海水を〕桶《おけ》で汲《く》んで、木のギザギザになったあれで砂へ線を引いて、こうやって杓《ひしゃく》で掛けて。三時ごろ行くと、カリカリになってる。それを、そおっと取って……。おじいさとおばあさが夜通しで火にかけると、塩が煮あがって、真っ白い、きれぇな、きらきら光ったような塩ができたわけね。その塩を〔わたしが近隣の町まで〕自転車で売れぇ行った。

告げ口で結婚生活の破局

エツ　昔とゆうはねぇ、近隣の村の若い衆が女の子のいるうちへ、夜、一〇人ぐらいで回って歩いてたわけ。一軒のうちで一〇分、二〇分、話するの。〔そしたら〕お邪魔さんで、また次へ行く。それで知り合って、むこうから来てくれたわけ、〔婿〕養子に。〔夫は〕別珍《ベッチン》〔の仕事〕をやってた。〔うちの屋敷のなかに〕工場《こうば》を建てて、六台ぐらい置いて。

そしたら、親のことを告げ口する人がいたわけ。〔ムラの〕店屋のおばさんが、親のことを〔夫に〕言ったのね。〔夫は〕「なんだ、親父《おやじ》は変な病気だっていうじゃないか」ってゆって出ていっちゃった。

カズエ　〔トヨばあも〕親代わりで一緒に働くしかなかった。〔トヨばあは独身で通して〕女だけでずうっとやってきたわけ。〔わたしが物心ついたころ〕親らが、うちで〔別珍の〕切り屋をやってて。遅くまで働いてるあれしか見てない。

トヨ　夜中の二時ごろまでやってただよ。

カズエ　おばあちゃんがやさしくて、〔うちが〕女だけでも、なんで〔男〕親がいないのかっちゅうのは、思ったことは一度もなかった。仏壇に若いころのおじいさんの、兵隊の帽子を被った写真が飾ってあって。ああ、これがおじいさんで、若いときに戦争に行って戦死したもんとばっかり思ってた。

同級生で、片親だったのはわたしだけ。そのことでなんにも言われたことはない。先生方も〔わたしのことを〕すごいかわいがってくれた。だけど、三年生か四年生のとき「父の日」ができて、受け持ちの男の先生が図工の時間に、「父の日だから、今日はみんな、お父さんの絵を描いて」って。えー、お父さんの顔、描けって言われたって見たこともない。そしたら、先生が「おまえ、お父さんがいなかったね。じゃ、先生がモデルになってやるで、先生を描け」つったの。先生が前へ来てくれたけど、泣いちゃった。辛かったのは、そのとき一回だけ。

授業参観にはかならず来てくれた母

カズエ　わたし、足が悪かったせいか、背が極端に低くて、学校の遊具へ摑《つか》まるのができなかったのね。だけど、身長が高い男の子が上げてくれたりして、いじめられるちゅうのはぜんぜんなかったね。

小学校の参観会っていうと、母はいつも、給食が終わってまだ休み時間に来るのね。かならず一番に来るの。それがわたしは嫌だったわけ。

中学卒業した後に、同級生が集まったの。そのとき、背が高くて〔遊具に〕上げてくれた子がね、「おれはカズエさんのうちが羨《うらや》ましかったやぁ」って言うのね。「えっ、なんで?」「カズエさんの親はかならず参観会に来てくれてた。うちは百姓で親はいつもうちにいるのに、来てくれなかったり、遅れて来る。それだもんで、すごい羨ましかった」。そう言われてはじめて気がついた、親の愛情《あれ》が。当たり前だと思ってたのが。

高校は、ほんとは姉と一緒のとこへ行きたかったんだけど。〔姉は、私立の女子高へバスに乗って行ってた。〕親に「お金がないから、近くへ行ってくれ」って言われて、自転車で通える高校へ行った。

姉は〔男親が出ていった経緯を〕知らない。姉が〔母に〕訊《き》いたとき、「女の人ができて、出ていった」ちゅうように聞いたのね。〔わたしも〕その説明をずっと信じてた。

保母になりたかったけど

カズエ　わたし、保母になりたかったのね。高校をおりたときに、医者とか看護婦さんの子どもを預かる病院の中の託児所へ〔見習いで〕行った。〔子どもらは〕すごい懐いてくれたけど。いちばん上の人のやり方が、自分の言うことを聞かずにぐずる子を柱へ縛りつける。〔わたしが子どもらに〕「おねえちゃん、おねえちゃん」って言われてると、「先生って言いなさい！」って怒る。それが苦痛《あれ》で、わたしは辞めちゃった。

それで、うちで織物工場《こうば》を始めて、親が「車を運転して〔製品を〕納めへ行くのをやってほしい」つったもんだから、まぁ、それでいいかぁと思ってね。一時、景気よかったもんねぇ。〔おかげで〕この家を建てれたわけじゃんね。

いつまで工場をやってたかね。景気が悪くなって、国が織機《しょっき》の買い上げをすると。〔最後はわたしが一人でやってたじゃんね。昭和四七年（一九七二年）に生まれた娘をおんぶして。母らはゴルフ場へ〔働きに〕行っただよね。マイクロ〔バス〕で迎えに来てくれて。

出会い、そして破局

カズエ〔夫とは〕いつも行ってたガソリンスタンドで〔顔を合わせて〕話をしだして。すごい性格がおとなしい人。次男だったもんだから、うちへ入ってくれた。その両親も無口な人。きょうだいもおとなしくて、家族全体があんまり話をするうちじゃない。

〔わたしの〕親らにすると、おじいさの病気がわかったら、また〔破談に〕なっちゃう〔ことを心配してて〕。だもんで、姉は〔相手の人が〕もらってくれるちゅったもんだから〔嫁に〕出しちゃったわけ。わたしのときも、〔相手が〕こっちへ来てくれるって言ったもんだから、親らは、じゃあ、聞き合わせもないから、入ってもらやいいと。

だけど、娘が昭和四七年（一九七二年）に生まれて、まだハイハイやってたときに、わかっちゃったわけね。あとで親が言うには〔例の、お店のおかみが告げ口したって〕。

一〇人ぐらいで来たよね。親とかきょうだいから、みな、連れてね。〔夫は〕その前に、ちょっと実家《いえ》へ行って〔何日か〕帰ってこなかった。そしたら、夜だよね、車に乗ってきた、みんなでね。

オジさんていう人が、「おまえらなんか、家族皆殺しにしたって、いいだぞ」「このうちの家族、みんな殺したって、べつに罪にならん」って。はじめて〔顔を〕見るオジさんが、ガンガンガンガン言って。なんでこんなこと言われるの。わたしらんうち、なにか、あったのかなぁと思いながらさ。悪いことしたおぼえもないしね。なんのことかわからなかった。

〔押しかけてきた人たちが〕帰ったあと、母がこれこれこうでって、おじいさのことを話してくれた。ハンセン病で〔東京の〕東村山の施設へ入ってて。〔自分らが〕子どものとき、家の前を子どもが通るのに、「うつるで、息しちゃいかん」って、口のまわりをこうやって、みんなが通ったって。「あんたらには、このことはずうっと隠しておきたかった。話したくなかった」「わたしらが全生園《びょういん》へ見舞いへ行ったとき、医者《せんせい》が、うつる病気じゃないで大丈夫だよ、って言ってくれたけど、そうやって〔辛い思いをするように〕なっちゃってた」って。

けっきょく、そのオジさんらが夜来たときも、夫《ほんにん》は一言も言わないまま、一緒に連れ帰られたわけね。帰っちゃってから、わたしの従兄《いとこ》のとこへ、「もう一回、おれは戻りたい」って電話がきたみたい。わたしはもう、そんな親戚がいるし、「一家皆殺し」なんて言われたらとても怖くてね。そのときに、なんか一言いってくれてれば〔ともかく〕、黙ったまま〔みんなに〕付いていっちゃった。〔娘の〕寝てるとこを見てもいかなかった。この先、なんかあったとき〔を考えたらね〕、やっぱり不安だなぁというのと、あっちの親も絶対助けてくれないと。

三〇歳で姉の勧めで再婚

カズエ　わたしは三〇のときに再婚した。姉が「あんたらんうち、女ばっかで心配《あれ》だで、どうか」って。〔再婚相手は〕長男だけど、弟がいるからって、こっちへ入ってくれた。〔おじいさんのことは〕べつに言う必要もないかなぁと思って、言ってない。

〔再婚して生まれた息子には〕大学へ行ってほしかったけど、「勉強、嫌だ」つって行かなかった。わたしが自由に育てすぎたのかね。中学のときからずっとサーフィンをやってて、本場の海で遊びたいつって、バイトしてお金貯《た》めて、三カ月、〔オーストラリアの〕ゴールドコーストへ行っちゃった。息子はいま〔小さいけど父親のやってる〕会社を手伝ってる。

息子は〔おじいさんの病気のことを〕知ってる。〔家族訴訟のことで弁護士の〕先生が〔うちへ〕来たりするもんだから、「なんで、お客さんが来るの?」「おじいさんがこうだったもんで、その裁判のことで〔話を〕聞きに来る」って言ったら、「ああ、そう」って。

〔娘には〕わたしは一言も言ってない。〔でも〕この前はじめて聞いたけど、「ばあばから聞いたよ。ばあばら、ほんとに辛い思いをしただねぇ。いまやっと、こうやって楽しく過ごせてるだねぇ」って言うの。

伯母と母が家族訴訟の原告に

カズエ　わたしがたまたまね、パソコンで「ハンセン病」ちゅうので〔検索を〕やってたら、熊本の裁判《あれ》所で、家族の訴訟《あれ》を立ち上げますって。母らも仲間に入れてもらえるのかなぁと思って、熊本〔の弁護士さん〕に電話したわけ。そうしたら、「弁護士が話を聞きに伺います」ってなったの。わたしは〔病気だった〕おじいさと一緒に暮らしたことがないから、原告にはなれなかったけど。

16 担任教師の声かけで偏見の魔法が解ける

ハンセン病家族訴訟「原告番号21番」さんから聞き取りをしたのは二〇一六年四月であった。以後、いろんな機会にお話を聞いてきた。「21番」さんの語りは、そのつど、バージョンアップされる。ハンセン病家族というおのれの立場に向き合いつづけてこられたからだ。

ここでは、わたしが主宰するオンラインの第九回「ハンセン病問題自主ゼミナール」（二〇二一年一二月六日）で、黒坂《くろさか》愛衣《あい》さんが聞き手となった「21番」さんの語りを紹介したい。

「21番」さんは、一九六三年（昭和三八年）、福島県生まれ。父親がハンセン病罹患者《りかんしゃ》であった。

新生園の近くに母親と暮らす

〔父親は〕昭和三〇年（一九五五年）に〔東北新生園《しんせいえん》に〕入所して、三三年（一九五八年）に退所し福島に戻ったんですけども、やっぱり〔故郷には〕居づらかったんだと思います。なので、東京に〔働きに〕出て。私がちいさいころよく聞かされてたのは、「父ちゃん、東京タワー造ったんだぞ」。「東京タワーって、あの東京タワー？」よぉく聞くと、東京タワーの土台づくりをやってたって。

母親も福島〔の出身〕ですけど、やはり東京に〔働きに〕行ってて、飯場で知り合った〔らしい〕。

父親が〔昭和〕三九年（一九六四年）、再発して。新生園に〔再〕入所。親父《おやじ》は、新生園の患者さんに「どっか、土地、借りれっとこないかぁ？」って〔相談〕。餡餅《あんもち》とか〔おやつ菓子の〕がんづきを作って、園に売りに来てた人に〔頼んでくれた〕。そしたら、そのおばちゃんが「ああ、いいよ」。その旦那さんも「いいよ」。〔借りた土地に〕親父が資材を調達し、ちっちゃいながら私と母親が住む家を、不自由な手で建ててくれた。私が一歳になるかならないかのときです。

〔そこに私は〕母親と二人で暮らして。月のうち一週間ぐらいは家に親父が帰ってきてました。なので、うちの父ちゃんは、どっか遠くに行って仕事してんだろうなって思ってました。

小三のとき「ドスの子」と言われる

小学校三年生のときに、同級生の一人から「ドスの子」って言われた。何のこったろうって思って母親に聞いても、答えてくれず。大家さんのおばちゃんに、「おれ、学校でドスの子って言われたけど、ドスの子って何?」って聞いた。「ああ、おめぇ、言われだが。父ちゃんのことだよ」。「父ちゃんのことって、何?」「父ちゃんなぁ、新生園にいるんだ」。「新生園って、何よ?」「いづか行げば、わがる」。

そしたら、二週間ぐらいしてから、母親に連れられて、はじめて新生園に行きました。それは、私に検査を受けさせるため。そんときは、父親には会いませんでした。四年生のときかな、〔事務〕分館で受付して、診察するとこに行く途中、なんか見たことがある人が前歩いてるなぁって思って、「父ちゃーん」って言った。一回言っても振り向かず、三回目ぐらいでやっと後ろを振り向いて。でも、近寄ってこない。走っていって、抱きつきたかったんだけど拒否されました。「父ちゃんに触るな」って言われた。〔帰り道〕母親に「なんで、父ちゃんはおれのこと抱っこしてくんねぇの?　なんで?　なんで?」って言った記憶があります。

〔父親が〕うちに来たときも抱っこしてもらった記憶ないです。〔一緒に〕お風呂に入った記憶もなし。一緒の布団で寝た記憶もありません。〔いまから考えると、病気をうつさないようにっていう〕父親なりの配慮、思いやりってわかるけど。〔当時の自分には〕父親のぬくもりって、感じられなかった。

イジメぬかれた小学校時代

三年生で「ドスの子」って言われてからは、同級生は〈だれも〉私のとこには近寄らず。いちばん屈辱《あれ》だったのは、席替え。みんなはランドセルひとつで移動するんですけど、私だけは机と椅子を持って。で、必ず、私はいちばん最後尾。先生にも「21番は、いちばん後ろの、廊下の窓側ね」って言われた。

学校終わって家に帰る途中、氷の張った池に〈イジメの張本人の〉同級生に、私、ランドセルごと、落とされた。ずぶ濡《ぬ》れで家に帰って。母親に泣きながら「池に突き落とされたぁ」。「だれにや?」「あいつにやられた」。すぐに母親は、その家に行って、抗議してくれましたけどね。その同級生の母親は、親父の入所してる新生園の職員なんですよ。

それからもう、教科書を隠されたり、上靴を隠されたり。教科書に「ドスの子」って書かれたり。そのつど、母親は学校に出向いて、校長先生、教頭先生、担任の先生に「なんとかしてください」って、抗議には来てくれましたけど。ぜんぜん変わらず。小学校六年生まで、イジメが続いてました。

運動会の思い出も、いい思い出はありません。運動会つったら、校庭で〈みんなで一緒に〉食べるじゃないですか。私は、そういう輪に入れませんでした。母親と二人で、校舎と校舎のあいだにゴザ敷いて、食事して。

小学校六年生の修学旅行。消灯時間〔前の〕枕投げが楽しみだったけど。私、その輪にも入れさしてもらえませんでした。一人で押し入れに布団を敷き直して。襖《ふすま》を閉めて、暗ぁいなか、寝てました。

中学三年の担任の先生が状況を変える

〔中学に上がっても状況は変わらなかった。状況が一変したのは〕三年生に進級して。四月、五月に家庭訪問あるじゃないですか。母親は病院に入院したり退院したりの繰り返しで、担任の先生に「うちに家庭訪問、母親もいないんで、来なくていいです」って言ったら、先生が「21番、そんなこと、私たち、できないんだよ。必ず行くからね。お父さんでいいから」。「わかりました。じゃ、父親に伝えます」。で、「父ちゃん、何月何日に担任の先生、家庭訪問に来るけど、〔家に〕居れんの？」って聞いたら、「ああ、居でもええさぁ」つうんで、家庭訪問に来てもらいました。

当日、先生が、女の先生ですけど、バイクで来て。「こんにちはぁ」って家に入ってきて。で、お茶、親父が〔不自由な手で〕出したんです。先生の顔、ちらっと見たら、びっくりしたような顔だったのね。でも、なにひとつ言わず、一服飲んで。三〇分ぐらい話をして、帰っていった。

次の日、学校に登校して教室へ入ったとたんに、「21番、職員室に来てください」って。おれ、なにか、悪いことした?と思って、行ったら、「21番、校長室へおいで」。先生のあと付いて。校長室の戸を開けたら、校長先生がいらっしゃって。ソファに座って。〔担任の先生に〕「何を、おまえ、暗い顔してんの? もしかして、父ちゃんのこと?」「ばかじゃねぇの。父ちゃんの病気なんか、ただの病気だよ」って言われて。校長先生も「21番、もう、安心しろ。何かあったら、うちらが守るから」って。

教室へ戻ったら〔朝の一時間目は自習になって。いまにして思えば、緊急の職員会議でもやってたのかな〕。昼の給食を食べ終わったとたんに、校内放送があって。「五時間目は、三年生全員、体育館に集合!」。先生が教室に入ってきて、「21番は、保健室にいなさい」。〔五時間目が終わるころ〕先生が保健室に迎えに来て。「さ、21番、教室へ戻るよ」。教室の前に来たら、「21番、開けなさい」。ガラッと開けたら、みんなが「21番、お帰りぃー!」って迎えてくれたんですよ。

なんで? なんで、こいつら、こんなに変わってんの?っていう感覚でしたね。おれが着席したら、先生が「いいかぁ、これからは21番のことをイジメたりなんかするんじゃねぇぞぉ」っていう言葉をみんなにかけて。そしたら、同級生全員が「ハイー」。狐《きつね》につままれたような感じだったけどね。それから、クラスの連中は変わったな。

私は〔中三の〕修学旅行、欠席するつもりでしたけど〔参加しました。楽しい修学旅行になりました〕。〔涙ぐみながら〕親父が造ったとされる東京タワーにも登りました。〔体育館で担任の先生がみんなになんて言ったのか、家族訴訟の原告になってから、率先してイジメをした同級生に〕電話で聞いたら、「『おまえらの親が、21番みたいな親だったら、どうすんだ！』っていうのだけは、いまでも覚えてる。いろんなこと言われたよ。だけど、そこだけは、やっぱ、覚えてるわ」っていうことでした。

彼《ほんにん》からは〔それ以前に〕ちゃんとした謝罪はありました。東日本大震災の一年前に〔みんなが〕一泊のプチ同窓会を開いてくれて、「来いよ」って。そのときに、ある同級生が「おい、おまえ、21番に謝ることないかぁ？」っていう話を、飲む前に言って。本人がちょっと頭を掻《か》くような仕種《しぐさ》で、「いやあ、ここに来てまで、言わされるのかよぉ」みたいな。で、私の前に来て正座して、「21番、あのときは、ほんと、ごめん。赦《ゆる》してくれる？」って言うから、「ああ、いいよ。赦すよ」って。そのあと〔みんなからも〕「うちらも、ごめんなさい」って。で、いまも、墓参りとかに行ったときには、同級生四、五人と酒飲んで、世間話。子どもの話とか孫の話をしてます。

一八歳のとき母が亡くなる

母親が最初に脳梗塞で倒れたのが小学校五年のとき。〔そして〕私が自衛隊に入隊した年の六月に亡くなった。入隊するとき、〔入院中の〕母親のとこに「母ちゃん、行ってくるね」って言って。手ぇ握ったんだけど、握り返してくれないですよね。それがつらくてね。後ろ髪引かれるような感じで、自衛隊に入って。

前期教育終わる一週間ぐらい前かな、朝起きて、点呼を終わったら、「21番、すぐ身支度して、家に帰れ」っていう指示が出て。長官の部屋に行って、「なんでですか?」って聞いたら、「お母さん、危篤だ。駅まで送るから、すぐ帰れ」。電車で瀬峰《せみね》まで行って、タクシーに乗って。病室に入ったら、母親の顔に白い布がかけられてて。

そんとき、父親は泣いてるだけで。「なに泣いてばっかりいるの!」って言ったような記憶なんだけど。すぐ大家さんとこに電話して、息子さんと二人で来てもらって。息子さんの車に母親の遺体を載せて家に戻って。普通だったら、葬儀の段取りだの全部、親父がやるべきことでしょ。でも、なにもする気力がなくて。「なにやってんのぉ! 親父、しっかりしなきゃダメじゃん」って、おれ、大声出したような記憶がある。「いいわ、じゃ、おれ、全部やっから」。〝なんで、未成年のおれがやんなきゃいけねぇの〟って思いながらやってました。親父を赦せねぇって気持ちは、その前からあったんだけど。

〔親父が母親と〕けんかして、一回、一升瓶で頭を殴ってけがさした場面をおれ見てしまったもんで、そっからもう、赦せなくなっちゃって。なにされても、母親は親父のことを悪く言うよ

きてて。うな人間じゃなかった。そういう母親に対して暴力なんか振るうかよ、っていう思いでずうっと

隠さず打ち明けてプロポーズ

〔グループ交際で知り合った家内に〕プロポーズするとき、父親のことをいつまでも隠しておけないだろうから、ここで話そうと思って。「ちょっと話がある。あのさ、うちの親父、普通の親父じゃないいんだよ。じつは、うちの親父、ハンセン病っていう病気の患者なんだよ」つったら、「そんなの関係ないよぉ」つうから、「そんな親父がいてても、いいのか?」「ああ、いいよ」。「じゃあ、おれと結婚して」。

家内は、看護婦の卵だったんですよ。仙台の看護学校に通ってて。その話をして、おれの前からいなぐなんだら、しょうがない、諦めよぉ、って思ったけど、そういうふうになって。

で、〔彼女の〕実家にあいさつに行くじゃないですか。その前日に、家内が話をしたと思うんですよ、両親に。そんで、玄関あがって応接室に通されて。私が正座して、「〔娘さんを〕ください」っったら、お父さんが「ああ。でも、なんか言うことないか?」って。「もしかして、親父のことですか?」「うん」て言うから、「あの、私を見てください。私はなにもそういう病気をもった人間ではないんです。ただ父親だけが、そういうような病気になっただけなんです」。で

も、やっぱり田舎のほうだから、子どもに遺伝するんじゃないかとかいう考えがあったと思うんです。「わかりました。じゃ、子どもが生まれたら、見てください」って言って。で、結婚式もあげさしてもらって。その年の一二月に娘が生まれて。「はい、孫です」って、むこうの両親に見せて。

娘が三歳のとき父親と一緒に暮らす

〈親父がうちで一緒に暮らしていた時期があります。長女が〉三歳のとき。

平成元年（一九八九年）にマンションを購入したんですよ。娘が「おじいちゃんと暮らしたい。この家、わたしたちの家でしょ。だったら、おじいちゃんも一緒に住めるじゃん」って言いだして。〈それまでよく〉娘を連れて〈新生園の父親に会いに〉行ってたんですね。

私は娘の希望をかなえてやりたいと思って、娘が幼稚園に行ってる時間帯に家内と二人で園に行って話をしたんですけど、〈親父は〉頑として、一緒に住むとは言わなかった。〝ああ、こりゃ、大家さんに説得、一緒にしてもらおう〟って思って、大家さんに頼んだら、「うん、わがった」って。

大家さんが「じいちゃん、孫が一緒に住みたいって言ってんだから、住んでやったらやぁ」「孫はかわいいんでしょ、あんだは？　息子よりかわいいんだっちゃ」「住んでやらねぇ？　一年でも二年でもいいがら」。親父も「うん、わがった」って言って。一緒に暮らすことになって、〔仙台市内の〕八木山《やぎやま》動物園へ行ったり〔遊園地の〕ベニーランドへ行ったり。温泉にも行ったりして。娘にしてみれば、いい思い出だったと思うんだけど。

近所のコンビニで差別され、父親は園に戻る

娘が四歳になってからか、三人でスーパーへ買い物に行った帰り、娘が親父に「コンビニでお菓子買って」って言ったらしいんです。いつもは家内が親父から財布を預かって、代金を払ってたんですけど、そのときは親父がレジへ行ったんですって。そして、レジにこうやって出したら、店員（店の奥さん。実家が新生園の隣の栗原《くりはら》市）に「わたし、この人のレジ、打てない」って言われたらしいんです。咄嗟《とっさ》に家内は親父と娘に「車に戻ってて」って言って、会計を済ませたということがあって。家内は店の中では泣かなかったけど、車に戻ったときにはもう、涙が出たらしいですけどね。

その日の夜、おれが仕事から帰ってきて晩酌してたら、親父が「おれ、園に帰るわ。おまえたちに迷惑かけられねぇ。明日にでも帰っから」って。おれ、そのとき、なんのこったかわかんなかった。

私がその出来事を知ったのは、二〇一八年九月に私が熊本〔地裁〕の〔原告〕本人尋問に行く

一週間ぐらい前に、家内から聞いた。

ハンセン病家族訴訟の原告に立つ

〔ハンセン病〕家族訴訟のことを知ったのは、偶然でした。お昼休憩に携帯のYahoo!を見てたら、「ハンセン病家族訴訟」なんて文言があって。〝あれっ、これっておれにあてはまんじゃねぇ〟って思って。夕方、家内に見せたら、「お父さん、あてはまんだから、やりな。すぐ電話しな」って言うんで、次の日、熊本の弁護士事務所に電話した。

原告本人尋問で熊本〔地裁〕に行くのに三日ほど会社を休まなきゃいけない状況になって。会社に有給〔休暇〕願いを出すんですよ。「裁判所出廷のため」って書いて、ハンコ押して提出しました。そしたら、常務に事務所に呼ばれて、「なにか悪いことでもしたんですか？」って。その常務、私の父親が前の年に亡くなったときに、葬儀に参列してくれたんで、話は早いや、と思って。ほんとは、会社の人間を園〔での葬式〕に呼ぼうなんて、私、思わなかったんで、「来てもらわなくてけっこうです。花輪とか弔電だけでけっこうです」ってお断りしたんですよ。そしたら、「いや、会社としては、ちゃんと参列するのが筋だから」って言われて。

で、「いや、悪いことではないと思うんですけど。こういうわけで、熊本の裁判所に行くことになりました」。そしたら、「行ってきなさい。行って、思いのたけを話してきなさい」って言われました。

〔まだまだ〕壁は、いっぱいありますね。ほんとは〔私も〕名前も出し、顔を出し、大手を振って話をしたいんですよ。でも、やっぱり、家族もいますし、娘の婿のご家族もいる。そうなると、いろんな人に迷惑をかけてしまうんじゃないかっていう壁、ですね。それで、いまはまだ、実名公表なし、顔出しなしで、やらざるをえない。

17 船が見えなくなるまで手を振っていた

二〇一六年一月二三日、熊本市内でハンセン病家族訴訟原告団結成式が開かれた。四国から参加した三兄弟がいた。長男の藍川数夫《かずお》（仮名、一九四七年生）が「お盆なら弟たちも集まる」と言うので、私たちは二〇一七年八月の盆に四国の自宅を訪ね、ご母堂の花枝さん（仮名、一九二六年生）からも、二男の継男《つぎお》（仮名、一九五〇年生）、三男の充雄《みつお》（仮名、一九五四年生）からも話を聞いた。

母の語り――主人はええ人でな

花枝は、大正一五年（一九二六年）、四国の山村に生まれた。うちは「百姓しとった」。七人きょうだいの上から二番目だったが、「姉はへらこい（＝要領がいい）けんな、なんやかんや言うて、わりあい〔うちの手伝い〕せなんだな」。姉は高等小学校に進んだが、花枝は尋常六年までだった。花枝自身「百姓するんは好きだった」。親の手伝いで、山に杉の苗を植える仕事もした。

それでも、「むつかしい（＝口うるさい）」父親の元にいるのが嫌で、花枝は早く家を出たいと思っていた。「友達がな、うちの主人の従兄弟の嫁さんになったんよ。ほの人が『ええとこある。結婚せぇへんか』と。父親も『嫁にだったら〈行きたかったら〉行け』言うて。『ほな、行くわぁ』」。

嫁入りは昭和二〇年（一九四五年）の終わり、一九歳のときだった。戦地から復員してきた夫は七つ違い。婚家には夫の祖父、両親のほか、きょうだいたちもいて、花枝も含めると九人家族の大所帯だった。昭和二二年（一九四七年）には長男が、昭和二五年（一九五〇年）には二男が誕生した。

「主人の母親がむつかしてな」。里の親に愚痴をこぼすと、「子どもを置いて一人で戻ってこい」と。「子を置いて、いねんでなぁ。辛抱するがマシやと思ってな」。姑《しゅうとめ》は〝むつかしい〟人だったが、「主人は、ほら、ええ人だった」「一緒におったら、〈私が〉辛抱しよるの、わかるんだろうなぁ。『小屋建てて、この家、出ていくか』って言ったもの。『ほな、行くわぁ』って」。夫は近所の人から古材をもらって、十畳一間の掘っ建て小屋を自分で建てた。小屋に移り住んでまもなく、昭和二九年（一九五四年）には三男が生まれた。

大島青松園への夫の収容

しかし、そのころには夫の手が悪くなり、仕事ができなくなった。「『うちが山へ働きに行くけん』言うて、交替してな。私が近所の人たちと一緒に山仕事に行ってな。主人がずうっと子の守りしよったわ」。

昭和三四年（一九五九年）五月、「〔夫は〕大島《おおしま》〔青松園《せいしょうえん》〕へ行《い》たんじゃわ。トラックで迎えに来た。上二人は〔夫の〕親に預けて、いちばん下だけ連れて、送って行た。大島へ《むこう》行ってみて、びっくりしたわな。よぉ似た〔症状の〕人がいっぱいおったけんなぁ。二晩泊まってな。戻るときに〔夫が〕桟橋まで送ってくるんやな。見えんようになるまでずうっと手を振っとる。かわいそうだった」。

「〔それまでは〕近所の人は、蔭《かげ》では言いよったんだろうけんどな、こっちへは〔なんも〕言わんかった。ほやけど、〔保健所から〕来て、消毒してな。近所みな、わかったわな。こっちは、やっぱり、遠慮するようになるんや。山仕事にみんなで行くでぇ。〔昼食時に〕みな一緒に座ってても、こっちは離れてご飯食べたりしたの覚えとる。あの時分だったら、『うつる病気や』って言いよったでなぁ」。

昭和三六年（一九六一年）九月一六日、第二室戸《むろと》台風が襲来。「家がめげた」。夫の妹が誘ってくれて、海辺の町へ転居。「手間を探してた豆腐屋」に雇ってもらう。「水入れた一斗缶を自転車の後ろへ積んで配達に行くくん。ほれ、重いんじゃ」。

三男が小学校三、四年のころ、「〔夫は〕帰ってきて〔しばらく〕家におったんじゃわ。ほんでも、ひとつも外に出んしな。ずうっと家の中ばっかりだった」。結局、夫は園に戻り、別々の暮らしが続く。でも、「〔夫婦別れしようとは〕いっちょん言わなんだな。こっちも言わんし、むこうも言わんしな。あの病気でむこうにおる人はな、みな、嫁はんと別れた人ばっかりだったからな。『あんた、ええなぁ。奥さんおって、ええなぁ』と、みな、ほう言いよったわ」。

息子たちが中学を終えてからは、長年「家政婦に行きよった」。年取った入院患者の世話である。「一晩に三回起きたら千円〔余分に〕もらえるんやな。ひとっつももらわんとな、ずうっと起きて世話しよった。ほな、雇い手がなんぼでもある。一人世話すんで家戻ると、すぐに、また出てくれんでぇ、言うてくる」。

夫の最期を看取る

昭和六〇年（一九八五年）、現在住んでいる町に長男の数夫が二世帯住宅を建てた。花枝も「始末して始末して」貯《た》めたお金を頭金に出した。このころ、県の担当者の助言で、かつて入所前の夫の診察をした医者を探し出して、兵隊から帰ってきたあとハンセン病を発症したとの証明書を書いてもらい、「傷痍《しょうい》軍人の恩給」が認められて、その恩給で「ローンを払った」。

平成三年（一九九一年）ごろ、夫もこの新しい家で一緒に暮らすようになった。でも、「二階で、ずうっとおったけんな」。長男の数夫が口をはさむ。「いや、孫を連れて、おもちゃ屋へ買い物に行ったりはしよった。旅行にも連れていったわ」。体調が悪くなると、近隣の病院にはかからずに、数夫が大島青松園へと送り迎えをした。八〇歳を超えるとしだいに夫は不自由な体になり、花枝がつきっきりで介護をするようになった。

平成一七年（二〇〇五年）の秋、夫の体調が悪くなり、青松園に戻った。「車椅子に乗せて青松園へ連れていって、ずうっと付いておったんやけどな、二週間もせんうちに亡くなった。私、いっちょんな、涙が出なんだ。やれやれとばっかり思うてな。薄情だなぁ」。夫の遺体は青松園《むこう》の職員が車で家まで運んでくれ、自宅で葬式をした。

長男の語り――厚労省での遺族代表あいさつ

二〇一九年六月二一日、数夫は、厚労省で行われた「らい予防法による被害者の名誉回復及び追悼の日」式典での遺族代表あいさつに立った。

「私は四国で生まれ育ちました。私の父は、私が小学六年のときに大島青松園に強制収容されました。私が学校に行ってるあいだの出来事、自宅は家の中も外も真っ白に消毒されたそうです。人口一五〇〇人の小さな山村でありましたので、父の収容と消毒のことは、あっと言う間にムラじゅうに知れ渡りました。この日を境に、私は近所でいつも一緒に遊んでいた友達から除け者《もの》にされるようになりました。道の向こうから見下《みくだ》すような嫌な感じで、私の家のほうを指差している姿がいまも脳裏に焼きついております。学校でも同じでした。一緒に遊んでいた同級生から除け者にされ、『おまえの親父《おやじ》は〔悪い〕病気だ』といった言葉も投げつけられました。みんなからの冷たい態度やイジメに、とても辛《つら》い思いをしました。

その後、逃げるように、中学二年のころに、別の地域に引っ越しました。それからは、父の存在をひたすら隠しつづけました。私には弟が二人いますが、弟たちもまったく同じでした。学校でも就職先でも、『親父はおらん。死んだ』で、ずうっと通しました。一〇代後半のころ、再就職しようと、国家公務員の試験を受けました。学科試験に通り、二次の面接に進みました。面接に進んだ他《た》の人よりも学科の成績は良かったそうです。ところが、面接官に父の病気を突っ込まれ、誤魔化《ごまか》しきれずに、父がらいであると打ち明けてしまいました。それを聞いた面接官三人の方々は、額を寄せ合い、ひそひそと話をしておりました。それを見まして、もうアカンと思いました。やはり、不採用でした。

それ以降、父の病気のことは、さらに、他人に、友人に、知人に、絶対に言えない秘密になりました。父の病気のせいで差別され、なんでこんなに嫌われる病気になったのかと、父を恨んだこともありました。結婚するときにも、父の病気は秘密にしていました。長女が生まれ、三歳になったころ、父に妻を会わせたい、孫の顔を見せたいと強く思うようになり、思い切って、妻と娘を大島青松園へ連れていきました。幸いにも、妻は父を受け入れてくれました。父も初孫を抱くことができて、とてもうれしそうでした。このころになって、ようやく私は父の気持ちをいくらか理解できるようになったように思います。もし自分が父の立場だったら、どんな気持ちだろう。〔声を詰まらせながら〕家族と引き離され、子どもたちの成長を見守ることも許されず、どんなに辛《つら》かっただろうと考えただけで、涙が溢《あふ》れました。思えば、父に会いに行った帰りは、父はいつも桟橋まで見送ってくれました。船が桟橋から離れても、船が見えなくなるまでずうっと見送る父の姿を見て、〔涙ぐみながら〕家族と一緒に生活したいのだろうと、胸が痛めつけられる思いでした。

私は昭和六〇年（一九八五年）にいまの自宅を建てました。家族と一緒に暮らしたいという父の思いが痛いほどわかっておりましたので二世帯住宅にし、そして平成に入り、母だけでなく、父も引き取って、一緒に暮らすようになりました。以後、父には晩年を自宅で過ごしてもらいました。でも、一緒に暮らすようになっても、父の病気が周囲に知られることは絶対にあってはならないことでした。父も母も、同じ気持ちだったと思います。父は近所付き合いをすることは一切ありませんでした。自宅を訪ねてくる人に姿を見られることを嫌い、二階に籠もったままでした。そして、父は大島〔青松園〕に籍を置いたままでした。病気になると、家から車で高松港まで行き、船で大島まで連れていく日々でした。

平成一七年（二〇〇五年）一〇月、父は調子を崩して大島に戻り、それからわずか二週間ほどで亡くなりました。最期まで周囲の人たちには父の病気を隠し通しました。正直、ホッとしました。これで、ようやくらいいと縁が切れるという複雑な気持ちでしたが、他方で、これからも死ぬまで、この背負わされた荷物、宿命を背負っていかなければならない、一生隠さなければならないと、いまも強く思っております。このような場で名前も明かさず、撮影もお断りして、話をすることは失礼にあたると思います。申し訳ないという気持ちでおります。でも、どうしても、偏見や差別を恐れる気持ちが拭えないのです。

私は、いま、九三歳になる母親と弟二人の、家族四人でハンセン病家族の裁判に参加しています。母は女手ひとつで私たち兄弟を育ててあげてくれました。泣き言ひとつ言わず、いつも笑顔でやさしい母でしたが、私以上にほんとうに苦労してきたと思います。母が生きているあいだに勝訴判決を確定させ、国に謝罪してもらいたいと心から願っております。そして、この社会が偏見差別に脅《おび》えることなく生きられる社会へと、少しずつでも変わっていくよう、私は裁判をつうじて出会った家族の仲間たちとともに、これからも闘っていく決意でございます。」

数夫が就職差別を受けたと訴える国家公務員試験とは、実は「刑務官」の採用試験であった。彼はこのことを、弁護士の聴き取りでも、新聞記者の取材でも、追悼式典での遺族代表あいさつでも、口にしなかった。言明したのは私たちの聞き取りにおいてのみである。彼のなかで言いたくない気持ちがあるからであろう。しかし、中学卒の数夫が国家公務員試験で就職差別を受けたという話を、現実感をもって読者に受け止めてもらうには、「刑務官」の採用試験という具体性は欠かせない。彼にどうしてもと言って、ここでは書かせてもらうことにした。――法務省の一機関が直接、ハンセン病差別をしたのだ。一言、法務大臣の謝罪があってしかるべきであろう。

二男の語り――家の消毒で友達が遠のいた

継男の子ども時代の記憶は「貧しかった」「ひもじかった」である。「昔やったら、大人の人が自転車に乗って、旗立てて、チンチン鳴らしもって、アイスキャンデー〔売りに来たが〕、小遣いもらえんでな、買えんかった」。

小学校三年の五月、父親が大島へ連れていかれた。「ジープに親父とお袋と四つ下の弟を一緒に積んでいかれたのは、記憶にある」。数日後「白い服を着た保健所の人が来て、家の中、全部消毒しよった。もう真っ白。鼻へツーンとくるような臭い」。「五〇メーター下のほうに、一軒、同級生の家があった。ほれまで一緒に遊びよったけど、遠のくようになった。学校でも、一緒に遊んでた子が遠のいた」。

「小学校五年生のとき、台風で家が返《かや》ってしもた」。別の町に移り、木造長屋二間《ふたま》の市営住宅に住んだ。母親には「親父は小さいときに死んだって言え」と言われ、「親父は死んだ」で通した。おかげで新しい町では「普通に友達ができた」。

夏休みや冬休みには、母親に連れられて青松園の父に会いに行った。「行けば、親父も喜んでたんちゃうかな。〔こっちも〕会いたいし」。

継男は勉強が好きだった。「高校、大学まで行きたかったけど、お袋を見よったら、よぉ〔言えなんだ〕」。中卒で就職。自動車修理工を皮切りにいくつか転職したあと、三〇歳過ぎてから墓石の基礎工事の仕事に就き、この会社で定年まで勤め上げた。勤め先でも父親のことは内緒にしていたが、二〇代のとき、上司に「おまんはどっか影があるな」と言われ、ドキッとしたことがある。

母親と兄弟三人で原告に

二二歳のときに結婚。妻には「〔親父は〕こまいとき死んでおらん」で押し通した。「親父の病気のことを話したら、結婚できるとは思うとらんかった」。

兄の数夫が子どもを大島へ連れていったと聞いて、「うちもいっぺん親父に子どもを会わしてやろかと思うて、三つになった子どもを連れていった。家内《うちの》には、青松園《むこう》へ着いてから『じつは、親父はここにおるんじゃ』と初めて話した。家内は〔園内を〕歩く入所者《ひと》を見て、びっくりしとったわな。ほやけど、家へ戻っても、なんも言わなんだ」。「一晩泊まって帰るときに、親父は桟橋まで送ってくれて、船が見えんようになるまで手を振りよった」。

兄から「親父、亡《の》うなった」との電話をもらったのは突然だった。「青松園《むこう》の職員《ひと》は安生《あんじょう》してくれた。青松丸に〔遺体を〕積んでくれて、高松からは車で家まで送ってくれた」。「〔親父は〕楽になったちゅう顔をしとったけど、もっと長生きしてもらいたかった」。

家族訴訟のことは、「『れんげ草の会』ちゅう〔ハンセン病の〕家族会のことが新聞に小さい記事で載ってるのを見た。兄貴に相談して、〔熊本の〕弁護士《せんせい》に電話さしてもろうた」。「いままで、こういうような話を他人さんと話したことはなかった。〔会に出てみて〕腹割って、自分の気持ち、思いを言うたんが初めてやった」。

「〔国の〕代理人や裁判官には、立場をいっぺん逆転して、こういう自分らの立場に立ったら、どない思うか〔聞いてみたい〕」。「やっぱり、どこの家庭をみても、親父がおって、おばあがおって、お袋がおってちゅうんが、うらやましかった。死んでおらんのやったら諦めつくけど、生きとるのに、ちゅう無念《ほれ》がある」。

三男の語り――五歳のときに父親が収容

充雄は幼少期の山の中の暮らしは、保育所に通ったことと友達と遊んだことを「うっすらと覚えとる」だけだ。それと、ひもじかったこと。「醤油《しょうゆ》をご飯《こめ》にかけて食べよった」。

五歳のとき、父親が青松園に収容。「迎えのジープが来て、親父を乗せていきよった。〔自分も母親と一緒に〕付いていきよったんは覚えとるね、うっすらと」。

別の町へ引っ越してからも、よく母に連れられて大島の父に会いに行った。「大島では、顔半分ぐらい包帯した人とか、指が曲がった人を見て、ああ、お父さんとおんなじやなぁと。世間には〔父親が〕こんな病院におるっちゅうのは言うたらいかんなちゅうのは、自分なりに〔理解した〕」。〔学校でも〕『お父さんは？』って問われたら、『死んだ』って言いよった」。

中学生のとき「夢はなかったな。中学出たら、ちょっとでも家の足しになる就職せなぁちゅう〔気持ちゃった〕」。左官屋の仕事を経て、サッシの会社に勤め、二〇代半ばで独立。「一人親方やけどね」。

結婚は二〇歳のとき。充雄の父親の病歴を知る人に「嫁はんの里へ」告げ口された。しかし、「付き合いよるときに先に子どもができてね、嫁はんの親はしょうことなしに〔二人の結婚を〕認めてくれた」。

次兄に声をかけられて、家族訴訟の原告になった。同じ立場の原告と会うと、「なんでも話せる。それがええわね」。

「お父さんが生きとんのやけんど、一緒におれんちゅうのが、とにかく辛かった。大島に会いに行ったらうれしいんやけど、別れるときがいっちばん辛かったね。お父さんのさみしそうな顔。船が見えんようになるまで、手をずうっと振ってくれてた」。

18 平成になっても「子どもは産むな」と

二〇二〇年二月、国連人権理事会のハンセン病問題特別報告者のアリス・クルス（Alice Cruz）さんが日本を公式訪問した。それに先立つ二〇一九年九月のマニラでの国際会議で黒坂《くろさか》愛衣《あい》がアリスに『ハンセン病家族たちの物語』（世織書房、二〇一五年）の英訳書（*Fighting Prejudice in Japan: The Families of Hansen's Disease Patients Speak Out*, Trans Pacific Press, 2019）を贈呈した縁があり、黒坂は退所者夫妻ともう一人の退所者女性Uさんとの面談の機会をセッティングした。公式訪問の初日に外務省を表敬訪問した直後の二月一二日夜、会場はハンセン病首都圏市民の会の会員が住職をつとめる港区赤坂の真宗大谷派の寺院の一室を借用。その場にわたしも同席させてもらった。

Uさんからは二〇一七年二月に聞き取りをさせてもらっているが、ここでは国連特別報告者のアリスへの訴えを再録したい。なお、アリスの発言で日本語になっているところは、アリスに同行していた通訳者による。

小五の終わりに全生園へ

U　Uと申します。昭和三二年、一九五七年二月の生まれ。六二歳になります。

アリス　私の母と同い年。私はあなたの娘みたいなものです（笑）。

U　関東地方の栃木県の田舎で生まれ育ちました。うちは農家でした。

私は小さいころから体が弱くて、よく、母親におんぶされて、バスに乗って、病院に行っていました。いくつもの病院に行きましたが、なんの病気かわからない。でも、小学校にあがる前くらいからハンセン病を発病していたのだと思います。感覚がないところがあって、よく火傷《やけど》をしました。

ハンセン病とわかったのは、小学校五年生の、年の暮れでした。県庁所在地である宇都宮《うつのみや》市の皮膚科の病院に行き、初めてお医者さんが筆で触って、知覚麻痺《まひ》の検査をしました。一〇歳のときでした。しばらくして、多磨全生園《たまぜんしょうえん》から、黒塗りの車が来ました。白衣を着た医者が検査をして帰っていきました。両親の様子から、ただならぬ病気だなと思いました。その日から、小学校には行かなくなりました。

「東京の病院に行くからね」と言われて、全生園に行ったのが、昭和四三年、一九六八年の三月一二日。小学校五年生の終わりの時期でした。このときも、黒塗りの車が迎えに来て、両親と一緒に後部座席に乗って行きました。私としては多磨全生園に行くのは嫌ではありませんでした。というのは、私の病気のことで、母親がいつも泣いていたので〔涙ぐむ〕、母親がかわいそうで、私は母親が泣くのを見たくなかったのです。

少女舎（百合舎）に入る

U　私が全生園に入ったときは、もう子どもの患者は少なくなっていて、少女舎は四人だけ。少年舎は五〜六人でした。少女舎には、入所者の夫婦がいて、寮母、寮父をしていました。私たちは「おかあさん」「おとうさん」と呼んでいました。寮母さんがきれい好きな人で、朝晩の、部屋や廊下の掃除をやらされるのが大変でした。

全生園では、大人の入所者のみんながとてもやさしく、いつも、大人の人の寮に行って、お菓子を食べたりしていました。そういうとき、「この病気になって、離婚してきた」とか「子どもを置いてきた」とか、悲しい話を聞かされました。

治療は、毎日、医局に行って、飲み薬のＤＤＳを飲んでいました。

小学校六年と中学校の三年間は、全生園のなかの学校で勉強しました。外から来ていた若い男の先生は、私たちが摑《つか》んだタオルを落とすと、それっきり、拾いませんでした。一〇年後くらいに、その先生が謝りに来ました。「あのときは、ハンセン病が怖くて、みんなにちゃんと接してあげることができなかった」と。

全生園にいるあいだに、いつのまにか、園の外に出るのがすごく怖くなっていきました。寮母さんと買い物に出ることもあったのですが、寮母さんは手の後遺症がひどかったので、それを人に見られたら、わかってしまうのではないかという恐怖心がありました。あるいは、中学校のとき、同じ少女舎の友達と、園の外のボウリング場に行ったことがあったのですが、借りた靴を返したらシュッシュッと消毒をされているのを見て、もう二度と行きませんでした。だれが借りた靴でも消毒をするということを、私たちが誤解したということはあとで知りました。

私は小学校から高校まで、夏休みには実家に帰省していました。わが家は、けっこう、近所の人がお茶を飲みにくる家でした。人が来ると、私は母親に奥に隠されました。客が帰るまで、閉じ込められるのが、すごく嫌でした。そうやって、母親は私の病気のことを世間に必死に隠していました。

あとで聞いた話では、地域の婦人会などに母親が行くと、みんなの会話がピタッと止まる場面が何度もあったそうです。いくら隠しても、近所には知れ渡っていたのだと思います。

長島愛生園の「新良田教室」へ

U　全生園に入るときに「四、五年すれば治って帰れる」と言われましたが、中学校を終えても

「まだ退院は早い」と言われて、岡山県の長島愛生園《ながしまあいせいえん》につくられた定時制高校「新良田《にいらだ》教室」へ行きました。

一八期生で、〔隣にいるS・ショージさんの〕後輩になるんですね〔座がなごむ〕。同級生は、私を含めて女二人、男五人の七人でした。でも、四学年全体で二七人いました。男女混合でバレーボールなどの球技もできて、楽しかったです。当時の新良田教室は、まだ「ベル制」といって、患者である生徒が職員室に入ることができず、ドアの外からベルを押して、先生に面会を求めるかたちでしたが、それに対して先輩たちが抗議をしていました。

高校が終わると同級生はみんなすぐに社会復帰していきましたが、私は全生園の医者に「まだ退院できない」と言われ、栄養士の専門学校に通おうとしましたが、「らい予防法」のせいで行けませんでした。代わりに、一年間、池袋の英会話の学校へ行きました。そこで友達もできましたが、もちろん、ハンセン病療養所から通ってきていることは内緒にしていました。

退所してからの就職差別

U　そうやって二年間、全生園で過ごしてから、二一歳のときに退院しました。薬を飲むのも、このときでおしまいになりました。

栃木県の田舎に帰って、縫製会社に勤めました。履歴書には、岡山の「邑久《おく》高等学校新良田教室卒業」とは書けませんので、地元の鹿沼《かぬま》高校を書いて出しました。そうしたら、同僚に鹿沼高校の卒業生がいて、「あなたも鹿沼高校だったの？」と言われて、ああ、ここにはいられないなと思って、辞めました。

次には、美容師になろうと思って、美容院に勤めました。二、三カ月で、「明日から来なくていい。理由はわかるわよね」と言われました。ショックでした。故郷ではもう暮らせないと思い、東京に出て、和文タイプの学校に行って、会社の事務員として勤めるようになりました。

全生園の医師に「結婚はいいが子どもは産むな」と

U　会社の営業部の男性同僚から紹介されたのが、いまの主人です。人の話をうんうんと聞いて、ちゃんと受け止めてくれる人で、一緒にいるとすごくホッとする人でした。

付き合って二年くらいで、「あなたに言わなければいけないことがある」と、自分の病歴を話しました。話をしたときに、彼は涙して、受け入れてくれました。「あなたのお母さんには言わないで」とお願いしましたが、彼は「長男だから言わないわけにはいかない」と、お母さんに話をし、当然、結婚には反対されました。

当時、同棲《どうせい》をしていましたが、全生園のお医者さんのH先生に、彼と一緒に会いに行きました。そしたら、「結婚するのはいいけど、子どもは産むな。ハンセン病が再発するおそれがあるし、子どもにウツルかもしれないから」と。H先生は、夫には「あなたはパイプカットをしなさい」とまで言いました。

さらに、夫の母親は直接H先生に電話をしました。お母さんはいっそう結婚に反対しました。

アリス　そのとき、あなたは何歳でした？

U　私は、三二、三歳ですね。

アリス　19...？

福岡　1991.

アリス　1991!

U　それは、平成三年、一九九一年のことです。あとで勉強してわかったことですが、その一〇年前には、WHO（世界保健機関）の多剤併用療法も確立していたはずです。

助言をもらった全生園のお医者さんがひどすぎました。けっきょく、私たち夫婦は子どもはつくりませんでした。

結婚式といいますか、友達を呼んで披露宴をやったのは、その二年後、三六歳のときです。そのときの写真を撮って、夫の母親に見せたら、その日を境に夫の母親は変わってくれました。「ここまでやったんじゃ、しょうがないわね」と。途中で態度を変えてくれる人がいるなんて、ある意味、うれしい驚きでした。

ちょっと〔どうしても言っておきたいことが〕あるんですが。〔栗生楽泉園《くりうらくせんえん》副園長を辞職したあと、所沢に「おうえんポリクリニック」を開業した〕並里《なみさと》〔まさ子〕先生が、このあとに、私のカルテを見て、「パイプカットしろ」とか「子どもを産んじゃいけない」っていうことが書いてあったので、とても驚いて、「大丈夫！　これは間違いだから、産んで大丈夫よ」って、すごく勧めてくれたんですけどね。「バックアップしますから」っていう話はいただいたんですけど、主人は「もう、いい」って。

アリス　OK! Thank you. Thank you very much.

当事者の闘いが勝ち取ってきた新たなステージ

黒坂　今日、仙台から新幹線に乗ってくるあいだに、最後に言いたいことを、少し私のほうで準備してきました。

隔離というものを定めた「らい予防法」は、二〇〇一年の国賠訴訟判決で〝日本国憲法違反だったよ〟と認められました。これはもちろん、たいへん大きな意義のあることでした。

しかし、そのあとも、一般地域で暮らしている退所者の人たちは、その大部分が、自分の過去は明かせないと思って、いまもなお隠れて暮らしているという状況が続いています。患者の家族も同様です。家族の人たちも自分のお父さんとかお母さんがハンセン病だったということを言えないと思って暮らしている人が大多数です。退所者の人たちも、家族の人たちも、日本社会のなかに存在をしないということにされています。

ハンセン病の家族の人たちの被害、その国の責任というのが、社会的に公的に認められたのは、やっと二〇一九年です。それはハンセン病家族訴訟のおかげでしたが、その裁判のあいだ、国側はずっと「家族には被害はない。仮に被害があったとしても、国には責任はない」と主張していました。裁判は六月二八日、原告「勝訴」になりました。国は控訴を断念して、安倍《あべ》首相が家族の人たちに謝罪をしました。しかし、このとき政府は、謝罪の「総理談話」と一緒に、判決への反論を述べた「政府声明」を出しています。

家族訴訟の原告団長は、「自分たちは、私の父はハンセン病でした、母はハンセン病でしたということを、茶飲み話として普通に言える社会になってほしいんだ」というメッセージを私たちに伝えています。回復者や家族の人たちが〝いない〟ことにされる社会ではなくて、一緒に生きていける社会を、これからつくっていかないといけない。

アリス　質問があります。お話を伺っていて、入所者のほうが退所者よりも政府からの支援が手厚かったという印象を受けたのですが、これは正しい印象でしょうか?

福岡　かれらが自分たちで闘ったからです。入所者の全療協という自分たちの組織をオーガナイズして、政府とずっと闘って、いろんな条件を獲得してきた歴史があります。

アリス　全療協ね。

黒坂　退所者のグループができたのは、二〇〇一年の裁判の前後からです。それまでは、退所者の人たちはみんなバラバラに隠れ住んでいて、組織はなかった。「らい予防法」が憲法違反だったという裁判のなかで、初めて退所者の人たちが組織をつくることができた。

アリス　ああー、なるほど。

黒坂　それをきっかけに、退所者給与金という制度が作られました。

S・ショージ　それがないと、〔私たち退所者は〕生活が苦しい。

福岡　それは、そこで集まって、やっぱり闘ったからです。

アリス　Yes. Yes. 過去の隔離政策に遭われた患者たち、それからまた二〇一九年以降は、そのご家族も含めての賠償措置ということになるのですが、これは、みなさんが闘ってようやく手にしたものだというふうに理解しました。その次という段階を見据えたときに、政府はいちおう控訴しないと決めて謝罪をして、退所者のみなさまにも給与金というシステムを作ってというふうに、次なるステージに入っていったわけなんですが、そういった裁判の結果を受けて、いろいろな施策を実施するさいに、みなさんがたにお声がかかって意見を聞かれるということはありますでしょうか？

福岡　年に一回、ハンセン病問題対策協議会というのが六月に開かれて、全療協とか退所者の人たちの代表が政府と交渉する場面があります。これからは、家族の代表もそこの席に座ることになります。

アリス　Okay. Thank you.

「日本訪問報告書」

アリス・クルス特別報告者は、国連の人権理事会第四四会期に「日本訪問報告書」（二〇二〇年七月五日）を公表した。

その第一六項には、「〔ハンセン病療養所入所者たちの隔離政策反対の〕努力にもかかわらず、一九五三年に癩予防法はらい予防法に更新されたことで隔離政策を強化し、療養所の所長により大きな権限を与えることになった。一九四八年に優生保護法が採択されたことにより、人工妊娠中絶がその要件の一部となり、その結果、医師が多様な精神的あるいは身体的な機能障害を有する者、遺伝性疾患を有する者およびハンセン病患者に不妊手術をすることを認めた。一九五三年から政府の指針は、手術を望まない患者に不妊手術を強制するため麻酔薬の使用や故意に欺く戦略さえ認可した。日本訪問のあいだ、特別報告者は、一九九〇年代に療養所の外で生活しながらも、医師から不妊手術を行って子どもを持たないよう助言された、ハンセン病回復者の報告に耳を傾けた」（木村光豪訳）との記述が見られる。

このことを電話でUさんに伝えたとき、〝えっ、あれだけ話して、ほんの数行ですか〟と彼女は応答したけれども、「日本訪問報告書」のなかで、具体的な個人からのヒアリングについて書き込まれていたのは、ここが唯一であった。〝Uさん、国連の人権理事会の報告書に、あれだけ載るというのは、すごいことなんですよ〟と言い足したら、彼女は満足してくれた様子だった。

実際、Uさんが国立療養所多磨全生園の医師から「結婚してもいいが、子どもは産むな」と〝助言〟を受けた年が、一九九一年だと知ったときのアリスの驚きぶりは印象的であった。そのとき、自分の母親と同年齢のUさんの体験と思いは「日本訪問報告書」に記載しようと心に決めてくれたのだと思う。

それにしても、多剤併用療法というハンセン病治療法が確立して一〇年も経《た》った時点で、国立ハンセン病療養所の医師がなお優生思想に囚《とら》われたままでいたことは、何を意味するか。ハンセン病罹患者《りかんしゃ》に対する隔離政策、優生政策に加担したわが国の医師たち、医療従事者たちは、総体として反省・謝罪するというケジメをつけることなく、ずるずると今に至っているのではないか。ハンセン病療養所のなかから「断種堕胎」が消えていったのは、単に、入所者たちが高齢化したことによりその必要性が消失したからではないのか。そういう思いを禁じ得ない。

19 消毒で〝遺伝病〟が〝伝染病〟になった

二〇一九年七月二三日、安倍首相（当時）が首相官邸でハンセン病家族訴訟の原告たちに面談して「謝罪」する日の前日、私たちは家族原告の一人で、首都圏在住の藁科新田《わらしなしんた》郎《ろう》さん（仮名）から聞き取りさせてもらった。

宮城県の田舎育ち

〔仮名を「藁科」にしてもらったのは〕私、宮城県の田舎〔育ち〕でしょ。藁を保存するのに、重ねて山にする。雨降っても、さあっと水が〔表面を流れてく〕。そこに渋柿を入れておくと、自然に熟成して甘くなるんだね。

生まれは昭和一一年（一九三六年）。八二歳です。うちは半農で、父親が勤めてた。次男で分家だから、田畑《でんぱた》は多くない。うちで食べるだけだね。

村〔の人口〕は四〇〇〇人ぐらい。村のなかに、陸軍の演習場があって、戦後は進駐軍が来たね。

学校には奉安殿があって、朝行ったら、そこへまずお辞儀しないといけないんだよね。戦争が終わったのが、国民学校三年生。学校の後ろに、自分たちで掘った一人ひとりの防空壕《ぼうくうごう》があった。〔授業が〕始まっとね、〔空襲警報が鳴って〕「〔防空壕に〕入れぇ」。だから、まともに授業やったことないの。

私は六人きょうだいの二番目。いちばん上が〔昭和〕九年（一九三四年）生まれ〔の長兄〕。最後が〔昭和〕二二年（一九四七年）生まれの末の妹。

母親の発病

おふくろの発病は〔昭和〕一七、八年（一九四二、三年）かな。〔顔に〕ちょこっと〔出来物が〕出てね。昔の伝えで、蛭《ひる》に血を吸わせれば治るということで、毎日、脛《すね》に蛭をつけてた。みっともなくて〔だれにも〕言えないから、いまはじめて言うんだけども。

〔うちの〕田舎では、契約講《けいやくこう》ってあるのね。三〇人なら三〇人で労働力の〔助け合い〕。とくに組んだうちとは、お互い、不幸があったら、寺の連絡から役場の申請から、ぜんぶやる。土葬〔の墓穴〕を掘る人も「だれそれ、頼むぞ」と手配しなきゃいけない。お葬式は三日《みっか》やる。一日目がお葬式。二日目はお餅を搗《つ》いてみんなにご馳走《ちそう》する。三日目は普通のご飯で。夜になると、カンカンカンと〔鉦《かね》を叩《たた》いて〕「南無阿弥陀仏《なむあみだぶつ》」。房《ふさ》が付いた数珠《じゅず》の大きなやつを回していく。

〔しだいに母親の病状が〕ひどくなってくるでしょ。手も感覚がなくなって。熱くても知覚《あれ》がないから、火傷《やけど》で〔皮膚が〕真っ白になっちゃう。だから、契約講の〔寄り合いをうちでやる〕ときは、〔母親は〕納屋にいるわけね。出てこない。まぁ、みんな、わかってるけどもね。〔おふくろがハンセン病になったからといって、契約講から外されるということはなかった。外されたら〕もう村にいられない。

〔でも〕子どもたちのあいだでは〔いろいろあった〕。小学校に行くころから〔「ドス」〕って言われるようになったね〕。冬の夜は、みんな集まってスケートやるでしょ。道路の表面の雪が氷《あれ》になるからね。大きい子が、〔私が〕いるのわかって言うのか知らないけども、「あそこのうちのドスの母親《あれ》は、昔はきれいだったんだ。だから、ああいうのになるんだ」とかって〔わざと言ったりね〕。

母親の収容と消毒

〔おふくろが東北新生園〔へ〕連れていかれたのは、〔昭和〕二三年〔一九四八年〕の一〇月の末。学校から帰ってきたら、ジープがいる。「保健所の人が迎えに来た」って。〔そのとき、おふくろは〕まだ三〇代〔前半〕だね。

次の日に、別な人が消毒に来た。白い粉を、うちのなか、雪が降ったぐらい〔撒《ま》いた〕。消毒したら、もう、村中に知れ渡った。

大変だったのは、〔昭和〕二二年（一九四七年）生まれのいちばん下の妹がおっぱい飲んでたからね。〔おふくろが〕行ったら、粉ミルクもない。しょうがねぇから、粉をお湯で溶いて、飲ませた。小麦粉だとか米粉《こめこ》だとかね。〔親父《おやじ》は仕事で〕家にいないから〔うちにいるのは子どもばっかり。なんか飲ませないと、泣くからね。夕方になると、「見えない」って泣かれるんだよね。鳥目《とりめ》だね。栄養がないからね。そうこうしてるうちに、親父がどっからか〔粉〕ミルクを手に入れてきた。〔でも〕それもいっぱいやるわけにいかない。〔いっぱい〕やったらなくなっちゃうから。粉と混ぜてね。〔よく生きてたもんだと思うよ。〕もう駄目だと思ったね。だって、おっぱい飲んでんのが、〔母親が〕いなくなったんだから。

〔「ドス」っていう悪口は〕だいたいみんなに〔言われたね〕。ほら、ちょっと、話《はなし》してて、ケンカになんなくとも、「なんだ、こらぁ」ってぐらいになると、「なに、言ってんだ！　ドスのくせに！」って、こうなっちゃうわけね。意味は、わかってた、最初っから。〔おふくろの病気のことを〕田舎ではこう言うんだっていうの、わかってた。〔逆に〕「らい病」だとか「ハンセン病」は知らなかった。

〔学校へ行っても、「ドス」って言われるのが〕いちばん嫌だった。その言葉を言われたら、なんにも言えなかった。〔そのことを〕先生に言っても、「しょうがねぇんじゃねぇ。ほんとなんだから」って。そう言われれば、あとは、なんて言えばいいのか、ね。〔味方になってくれる先生は〕いなかったねぇ。ことに、ほら、消毒があってから、〝伝染病〟になっちゃったからね。その前は〝伝染病〟じゃなかったんだいね。ただ〝遺伝でなるんだ〟っていうふうに言ってたのね。消毒後、「伝染病だ！　みんなにウツルんだってよ」っていうのが始まってから、そばに〔近寄るな〕みたいな感じになった。前はそんなことなかったのにね。遊びだって、普通に鬼ごっこだってやってたけどもね。それからは、「ドス」だけじゃなく、「ウツルから、ダメだぁ」ってなっちゃうでしょ。あの消毒がね、大きかったよね。ことに〔すぐ〕下の妹は、いちばん下の妹《あれ》をおんぶして学校に行ったもんだから、「あれ、〔母親が〕伝染病でいなくなったんだから」っていうので、〔ずいぶん〕苛《いじ》められたのね。

だから、中学校でも、授業が終わったらスッと帰ってきた。農家の仕事もあるし、薪《まき》を切ったり、風呂を沸かしたり、ご飯を炊いたりしなきゃならないでしょ。まぁ、学校にいるよりもよかったからね。

面会に通う

〔母親が新生園に連れていかれて〕一週間ぐらいして、親父と二人で〔面会に〕行った。バス〔に乗って〕、陸羽東線《りくうとう》、東北線と〔汽車を乗り継いで〕、瀬峰《せみね》で降りて、そっから軽便《けいびん》鉄道っていうので「新生園前」で降りて。うちを朝七時前に出ても、着くと一二時になった。

面会っていっても、事務所もなんも通さなくたって、直接サーッと〔おふくろのいる寮舎に〕行けた。不自由舎に六人いたったね。一人、一七、八の若いお姉ちゃんが一緒にいて。その人が〔みんなの〕世話をしたりね。〔おふくろは〕片一方の目に出来物が出てたのね。そんなんで不自由だったから、不自由舎に入ったんだね。〔何度も面会に行くうちに、母親の〕友達が夫婦舎にできたもんだから、そこへ泊めてもらって。高校ぐらいまでは、月に一回は行って、泊まってた。

最初は、私だって〔後遺症の重い人の姿を見てびっくりしたよ〕。不自由舎へ行ったら、足がなかったりして。なんか嫌だなぁっていう感じはあったね。〔でも、何度も行ってるうちに〕「ああ、なんだ、来たのか」って、こうなるからね。

中学生になってからは〔家から直接自転車で行った〕。自転車だと二時間半ぐらい。そのほうが楽だった。高校のときは〔冬でも〕裸足《はだし》に下駄《げた》で自転車漕《こ》いで行ったね。

近所の大人たちは「あそこへ行ったら、もう帰ってこれないよ」って言ってたけど、おふくろは「隔離舎《かくりしゃ》に行っても、帰れるよぉ」って。〔結局〕うちへ連れてきたのは二回ぐらい。〔一回目は〕おれが高校一年かな。新生園には内緒でね。〔人目につかないように〕うちに夜着くようにしてね。

集団就職も世話されず

〔中学生のころは〕早く、この村から出たかった。そのころ、ほら、学校で三人だとか五人だとかって中学生まとめて、関東へ集団就職だったのね。先生に「どこでもいいから就職先、探してくれ」って頼んだんだ。最終的には、「〔推薦〕したけど不合格になったから、勘弁してくれ」って言われた。試験を受けるわけじゃないから、先生の目匙《めさじ》加減だよね。この子はここ、この子はここ、って言えば、むこうは「はい、ありがとうございます」っていう時代だから。「〔おふくろの〕病気のせいか」って言おうと思ったけども、言ってもしょうがねぇなと思ったから、「わかりました」つって。

遊んでてもしょうがねぇから、〔近くの〕高校受けた。高校へ行ったのは、生徒二〇〇人いて三〇人ぐらいだったかな。

高卒時も仕事なく炭鉱で働く

〔高校では、おふくろの病気のことを〕わかってる人もいたけど、直接言う人はいなかった。子どもじゃないからね。〔私〕高校一年のときから〔女の子と付き合ってましたよ〕。いまの家内。初めて会ったのが、昭和二七年（一九五二年）の盆踊り。同じ高校。同い年。隣の町〔の子〕。

高校卒業のときも、就職ダメだった。先生もわかってたと思うの。おふくろがそんな病気だっていうのはね。だから、就職もできなかったと思うの。で、〔母の〕いちばん上の姉の旦那が〔関東で〕食品加工工場やってて。そこで使ってくれって頼んだけど、「ダメです」って断られた。それで、村の食糧事務所にちょっといたけど、やっぱり働きにくかったね。で、北海道の炭鉱へ行った。北海道のいちばん北の〔宗谷《そうや》郡の〕小石《こいし》〔炭鉱〕。二年、がんばりました。そのころの大工の日当が八〇〇円。炭鉱は常傭《じょうよう》で入っても一日一五〇〇円。請負《うけおい》だと三〇〇〇円、四〇〇〇円。

〔炭鉱の労働は〕きついですよ。下手すると、水がザーッ〔と出る〕。掘削して、硝安《しょうあん》を〔仕掛けて〕、火を点《つ》けて逃げる。で、バラバラッてしたら、それをトロッコに積む。

〔当時、からだに〕自信はなかったの。卒業後いろんなあれがあったからね、鬱《うつ》になって、精神科に行ったら、〝こうだああだ〟だって〔言われて〕、面倒だから、酒一升買って帰って飲んだら治ったみたいなんだね（笑）。炭鉱へ行ったら、〔好きだった〕酒は飲みませんでした。煙草もやめました。ああいうとこで酒飲むと、毎日酒盛りになっちゃうからね。だから、〔お金〕いっぱい、貯《た》まりましたよ。

貯めたお金を懐に上京

貯まったお金を持って、東京に行って、仕事を探そうと思ったのね。二五〔歳〕ぐらい。新聞の求人欄《あれ》で、ちっちゃなとこに電話した。「生まれはどこだ?」って言うから「宮城県です」って言ったら、その人が〔宮城の〕登米《とめ》郡だったの。「じゃ、うちへ来いよ」。プラスチックの再生工場。住み込みなら、給料はいくらでもよかった。プラスチック再生したのに着色をする仕事。一年もしないうちに一人前になっちゃった。

真面目に働いてたら、親請けの人に見込まれて、「うちへ来ないか」って。〔従業員〕三〇〇人ぐらいの会社へ移った。そこで一〇年勤めてたら、親会社の社長に認められて、「うちの業務課長で来ないか」と。

家内は前から知っていた

〔両親が昭和三三年(一九五八年)に離婚。手続きは〕私がやった。「〔子どもらが〕大きくなって〔結婚する年齢になって〕きたんで、離婚したほうがいいんじゃないか」って〔親父が〕言うからね。おふくろに、「中でだれかいい人がいたら、自由にあれして」って言って。ちょうど、福島〔出身〕のDさんって〔人がいて、園内で再婚〕。そのころ、オートバイが園内で流行《はや》り始まったのね。よさそうなのを送ってやったら、喜んでたけども、三年ぐらいして、ペニシリンショックで亡くなった。〔おふくろよりちょっと〕若くて、後遺症ぜんぜんなかった。〔おふくろのほうが〕面倒みてもらってたんだけどね。

〔私が結婚したのは〕二八かな。結婚するとき、「じつは、うちの……」って言ったら、「わかってたよ」って。だから、それで終わりだ。それだけは、よかったいね。うちの親父が〔よく知っている〕材木屋の親戚の子だったから〔知ってたんだ〕ね。〔むこうの家族で〕わかってたのは〔彼女の〕おふくろだけ。その義母《おばあちゃん》がぜんぜん〔差別する人じゃなかったのが〕不幸中の幸い。あとは、だれも知らない。〔うちの〕子どもにも言ってないし。〔うちは娘〕二人。〔長女が四歳までは、新生園に連れていった。〕次女も連れてった。わかるようになってから〔連れていくのをやめた〕。

〔母が亡くなったのは、平成八年（一九九六年）。〕私が行って、お葬式もやったんだ。このときは、新生園《びょういん》から危篤だっていうたび、すっ飛んでった。四回目かで、先生に「これで帰ったら、あとは来れないから」って言ったの。そしたら、朝になったらね、「亡くなってます」って。で、園でお葬式してもらって。

〔おふくろのことは、娘たちにも知られたらいけないという気持ちは〕強いね。上の娘の〔婿の〕実家が〔新生園にわりと近い〕。ほんとの近い人は理解あるんだいね。〔園に〕お茶飲みに来たりするから。〔中途半端に近いのが困る。〕やっぱり、子どもに重荷をかけたんじゃあれだと、言わないで通してきた。

〔おふくろが〕亡くなってからでも、新生園は行ってましたよ。〔おふくろの〕療友《ともだち》のとこへ行って泊まって、お参り。〔おふくろの遺骨は〕あそこの納骨堂に入ってるからね。〔おふくろの没後三年ほどして、父も亡くなった。父は再婚しなかったね。〕

〔私も故郷とのつながりをすべて断ったわけじゃない。〕中学のクラス会には、毎年行くの。一五、六人集まる。今年も一〇月に温泉でやるからって電話きてる。いまはもう、〔病気のことを〕言う人もいないしね。そんなの言うんだったら、〔こっちから〕付き合わないから。

国への要請行動に参加

〔私は「らい予防法」という法律があったとか、平成一三年（二〇〇一年）に熊本地裁でそれが憲法違反だったという判決が出たのも〕ぜんぜん知らなかった。テレビも見なかったからね。〔ところが〕下の妹が「お母さんの補償金《あれ》が入るみたいだけど、今月でもう終わりだってラジオで言ってた。弁護士《せんせい》のとこへ一緒に行ってくれ」と。行ってみたら〔亡母の補償金の相続の話だった。さらに〕「家族の裁判《あれ》も始まっているんで、やったらどうですか」「何回かここへ来て話を聞かせてくれれば、あとはなにもしなくていい」って言うから、「じゃ」って始まったの。

〔熊本の裁判に行ったのは〕最後〔の判決のとき〕一回だけ。〔それに前後した国会要請行動には〕ほとんど出ました。最後の日に、〔法務〕大臣やった、千葉県選出の〔森英介《もりえいすけ》〕衆議院議員の事務所《とこ》に、徳田弁護士《せんせい》筆頭にしてね、原告五、六人で行ったのね。そしたら「私はもうなんの権限もないから、なに言われても、なにもできない」って言うんだいね。〝ナニ言ってんだ、この野郎〟と思ったから、ワーッて話しだしたのね。ほら、学校でああだったとか、就職が外されたとかって、それ言ってるうちに、私、泣いちゃったんだね。次の日〔安倍首相が〕「控訴しません」と表明。徳田先生に会ったら、「〔あなたの訴えは〕すごかったね。あれが効いたんだよな」って言われてね。

こんど「ハンセン病首都圏市民の会」のみんなと、バーベキュー大会をやるんだいね。私が言いだしたの。そしたら、神奈川の部落〔解放同盟〕の人が、「じゃ、おれ、うまい肉を持ってくるから、やろう」ってなってね。

20 父不在を野球一筋で埋める

二〇一九年六月二八日、熊本地裁でハンセン病家族訴訟の「勝訴」判決。政府の控訴断念を経て、七月二三日、安倍《あべ》首相（当時）が原告たちに直接会って謝罪。その場に参加した原告の一人、三郎さん（仮名）を、私たちは八月三〇日に東北地方のある県庁所在地の自宅に訪ねて聞き取りをさせてもらった。

父親と暮らした記憶はまったくない

私は昭和二七年（一九五二年）の二月生まれ。満六七歳。ほんとうは、生まれたのは一月みたい。一カ月ぐらい目が開かなくて、あれ、この子、大丈夫かな、と。一カ月経《た》って〔大丈夫そうだとなってから〕名付けたみたい。そういうのをおふくろから聞いたことある。

私は五番目。〔姉二人、兄二人。長姉とは一七、長兄とは一二歳違う。〕

これ、除籍謄本。ご覧になってください。親父は二回〔宮城県の東北新生園に〕入所してるんだいね。最初は昭和一五年（一九四〇年）、三一歳のときに入所して、昭和二〇年（一九四五年）

八月〔の終戦直後〕に退所。そのあと、昭和三〇年（一九五五年）二月に再入所して、昭和五六年（一九八一年）二月に〔園で〕亡くなったんです。親父が再入所したのが、私が三歳になってすぐ。〔それ以後、父親と一緒に暮らしたことはない。だから〕親父と一緒に暮らした記憶はまったくないですね。

物心ついて〔の最初の記憶は〕、小学校に入るちょっと前かなぁ、三月ごろ、おふくろに連れられて、新生園に行くのに、鈍行列車。煙の蒸気機関車。初めての汽車だったからかな、そのとき、私、ずいぶん泣いて泣いて。そうしたら、おふくろがね、車窓から見える神社でなんか子どもたちが遊んでる風景を指してね、「あれ、鬼だよ、鬼だよ」とか言われて。それで私、泣きやんだという、そういう記憶があるんですよ。そうして新生園に行って〔父親に〕会ってるんですけども。

学校に入ってからだったら、川で沢蟹《さわがに》とかを摑《つか》み捕りしたりしましたね、部落の子たちと一緒に。偏見差別とか仲間はずれには、私は遭遇してないと思います、はっきり言って。

〔うちは〕農家ですから、〔おふくろは〕朝から晩まで畑で働いてて、ほとんどうちにはいませんね。畑はちっちゃいのがあちこちに分散してあるんですね。田んぼもそうです。おふくろは、忍耐強い。黙々とやってたほうだな。

農繁期に帰ってきた父

〔小学校に入る前に新生園の父に会いに行ってから、その後は〕ぜんぜん行ってない。おふくろも〔新生園には〕ほとんど行ってないと思いますよ。だって、行く金がないもの。行けるわけないですよ。

〔親父が農繁期に帰ってくることはありました。〕秋口に田んぼから採ってきた稲を、一〇月の晴れた日に、親戚の人たちがみんな集まって脱穀するんですよ。そのときに突然、帰ってきた。あの人、どこの人なんだろう、と思った。その夜、うちに泊まって。親父だなちゅうことがわかって。脱穀のときに来たのが、二回ぐらいあったのかな。

〔後遺症は、顔は〕そんなでもなかったですね。手と足ですね。小学校に入る前は〔親父の手も〕まだ、そんなに悪いことなくて、しっかりしてたような感じだったんだけど〔ひどくなってましたね〕。ご飯食べるときは、こう、輪ゴムでバンドやって、スプーンとかフォークを差して、食べてた。〔指がなくても、器用でしたよ。物を〕握れないのに、縄を結ぶのも自分でやれるし。あと、鋸《のこぎり》の刃《は》の目立て。そういうのはすごかった。

足のほうは〔自分で〕治療するわけですよ。「手伝ってくりょ」って言われて、包帯を巻いたりなんかするのやった記憶がある。踵《かかと》のあたりがね、ずいぶんえぐれて、それを消毒してた。

〔親父が戻ってきたとき〕親戚の人たちはわかってるから、とくに気兼ねはしなかったですけど。三、四日の滞在中、家の外にはほとんど出ませんでした。〔園に帰るのに〕バスに乗るときは、手袋を履いて。そして、駅までおふくろが送っていった。

私、おふくろに訊《き》いたことある。「ダダは、なんで、手がああいうふうになってんだ?」って。そしたらね、「徴兵されて、北海道の旭川《あさひかわ》に兵隊に行ってて、凍傷になって帰ってきたんだよ」と。それをずっと、私は信じてたんですよ。

〔うちに父親が〕いないことを理由に、損したということはあんまり感じはしなかったけれど、ただ、学校の通信簿の保護者名に〔父親の名前が〕書いてあるわけ。なんで、いないのに書いて寄越《よこ》すんだろうなっていう疑問は持ってましたね。

〔親父が〕おふくろに寄越した手紙を一回、見たらね、裏に、親父の名前とは違う〔偽名が書いてあった〕。

私が高校に入ったとき、「おまえのお父さん、何やってんだ?」って言われたことがあって。普通の人は、父親が〔野球の応援に〕来るじゃないですか。うちは、当然、来れないわけですから。「お父さん、何してんだ?」「百姓やってます」。それしか言えませんでしたね。

私が二一、二のとき、二番目の兄貴が結婚して、兄貴と嫁さんが〔新生園の父のところに〕行ってきたみたいな〔ことを耳にして〕、何だろうと思って「新生園」というのを調べて、〔はじめて〕ハンセン病の療養所だということがわかったんですけどね。

高三の春には県大会優勝

私は小学校三年生のときから野球をやってました。〔二番目の兄貴が〕四つ違うのよね。だから、小学校三年になると、小学生は私一人だけだから、学校から帰ってきてもだれもいない。なんにもすることがない。ラジオもない。野球やってたから腹が減る。へロってわかります？ 麦とか小米《こごめ》を入れる四角い貯蔵箱。あの中から、小麦を一合枡《ます》に取って。黙ってですよ。それをお店屋さんに持ってって、コッペパンに取り替えてもらって、かじって食べた。あるいはキャラメル。〔キャラメルはおなかの足しにはならないけど〕ほら、甘いし、食べたいんだね。〔野球の練習は〕毎日。土曜日も日曜日もありません。日が暮れて、ボールが見えなくなってから帰るようにしてた。

ポジションはキャッチャー。肩もよかったです。野球に没頭するようになってからは、親父の「お」の字も思い出さないぐらい、野球に熱中した。

中学、高校になれば、スパイクだのユニホームを買ってもらう。〔おふくろ〕そのお金、どっからか借りてきてたんだと思う。あるいは、〔親父が〕入所してる関係で、役場から生活費みたいなの、もらってたのかな。〔親父が園のなかで患者作業をやって、少しずつ貯《た》めた金を送ってくれたんじゃないか、って言われれば〕そうだったのかもしれない。
私、野球やってたおかげで、いまの自分があるんだなって思いますね。高校は、〔私立の〕高校から「特待生で来てくれないか」という話があったんですけど、野球の強い地元の県立高校に行きました。そして、高校三年の春の県大会で優勝。キャプテンでした。それで、〔地元の〕銀行〔の野球部〕のマネージャーの人が「うちに来てくれないか」って。七月の、蚕の繭《まゆ》やってるときに、支店長が予告もなしに突然、身元調査に来た。「お父さんは、どちらにいるんですか?」おふくろは「宮城のほうの病院に入ってます」って。あのとき、「らい病で入院してる」って言えば、おれは銀行には入れなかったんだ。〔まわり近所の聞き込みは〕しなかったね。〔身元調査というより身元確認だったんだね。〕
おふくろには、おれが野球好きだから、プロ野球〔の選手〕にさせたいという気持ちはあったみたい。〔おふくろが頼んでくれて〕親戚の人から「東京の大学に行って野球やらないか。金は出してやる」って話があったんですよ。でも、高校の先生に、「銀行で内定もらってて、就職しないということあれば、次回から〔うちの高校に〕募集が来なくなる」って言われました。
私が銀行に入ってすぐ、春の合宿中に、「お父さんが、いま、公園のところに来てるんで、行ってください」って言われて。自転車で飛んでいって。ほんの五、六分ぐらい会って帰ってきたんですけどね。親父は、〔一年前の〕新聞に私の名前が、ほら、活躍してるのが載ってるのを見たから。「がんばってるな」ってことを言いたかったんですね。それが一回ありましたね。〔仕事は午前中だけ。午後からは野球の練習。〕土曜日曜は遠征。しかし、正捕手にはなれませんでした。控えの捕手でした。二二歳の〔これからという〕とき、合宿中に、三カ所でバッティング練習してて、〔隣のバッターボックスの〕左バッターが打ち損ねたライナーが、〔こっちで〕立ち上がってヘルメットを外した瞬間の私の頭に直撃。その場に倒れた。頭蓋骨骨折。ちょっと痺《しび》れというか麻痺《まひ》になっちゃった。命があってよかったです。それでリタイア。普通の人と同じように銀行員をやって。本部の調査役〔を最後に〕五五歳で定年退職しました。

結婚前に父に会わせる

結婚は職場恋愛。私が二五で妻が二三。

私は、親父がいるわけだから、結婚する前に紹介しなきゃいけないと思って、〔実家の〕おふくろに電話して、「何月何日に行くから、親父、一時《いっとき》でいいから帰ってもらってくれ」。冬だったな。炬燵《こたつ》に入ってた。おふくろ、お茶を出したんだけど。親父は手を出さずに、炬燵掛けに、こうやって〔手をしまってて〕。親父がお茶を飲むのに手を出せば、あっ、これはなんだ、ということになるわけですよ。だから、〔その前に〕自分たちが〔席を立った〕。〔顔を会わせていたのは〕何分かだと思う。

〔親父が結婚式には〕来れないというのはわかってました。次兄の義理のお父さんに親代わりで出席してもらって、あいさつもしてもらったのかな。

きょうだい四人が家族原告に

〔父が新生園で亡くなったのが昭和五六年（一九八一年）。〕七二歳でした。次兄が新生園に行って、火葬を済ませて、お骨をうちに持ち帰ってきて。私は亡くなったと連絡が来て、実家に帰って、お葬式に出ました。〔お骨は〕実家のお墓に納めました。

家族訴訟に入ったきっかけは、〔平成二八年（二〇一六年）に、ハンセン病になった本人の補償請求手続きがこの三月でおしまいですよという広報を〕ネットで見て、〔厚労省の〕難病対策課に電話した。そうしたら、熊本の弁護士に電話してと。電話かけたら〔親父の場合は、平成一三年（二〇〇一年）に「ハンセン病補償法」ができた時点より、二〇年と数カ月前に死亡してるので該当しないと。そのかわりに〕家族訴訟のことを聞いてね。「〔締切までに〕一カ月ないですから、書類をすぐ送ってください」。姉兄《きょうだい》みんなに連絡して、〔五人のうち四人が〕申し込み。二番目の兄貴だけは、なんかで名前が出てしまって、子どもたちに迷惑がかかるといけないと、原告にならなかった。

〔弁護士さんの〕面接で、みんなが集まった。長兄《ちょうなん》が〔子どものとき〕「ドスの息子」どうのこうのって言われたって。それと、〔長兄は〕離婚してるんだけど、その原因は父親の病気だった、と。どちらも、私には初耳でした。〔長兄は〕冬は東京に出稼ぎに行ってた。で、嫁さんは飲食店に手伝いに行ってて、そこの客とよくなって別れたって聞いてたけど、それは表面の話だった。小学生の子どもが二人いて〔離婚してる〕。〔下の〕姉も、中学のときにイジメに遭ってたって。

あと、長姉《あね》が言うには、えんつこ（藁《わら》で編んだ揺籠《ゆりかご》）に入れられていた〔赤ん坊の〕私を、父親が「すごくかわいがっていたよ」って。

私よりね、うちの兄貴とか姉のほうが、そういう辛《つら》い経験をいっぱいしたんだな、と。それと、おふくろは平成一〇年（一九九八年）に八四歳で亡くなったんですが、非常に苦労したな、という気持ちもありましたね。

〔家族訴訟の勝訴判決は〕ニュースで見ました。勝ったというので、すごいよかったなと。ただ、〔青森県〕八戸《はちのへ》市での判決報告会に行ったとき、〔弁護士の説明を聞いたら〕賠償金額は不公平だという印象がすごい強いですね。私は〔偏見差別を受ける地位に置かれた補償が〕三〇万円と〔肉親から物理的に引き離された補償が〕一〇〇万円で、計一三〇万円。あとの姉兄《きょうだい》は三〇万円だけ。〔原告全員の〝共通被害〟だけを補償するという理屈で、離婚されても、たった三〇万円。姉や兄は子どものとき一〇年間、父親と一緒に暮らしていたから、家族関係形成阻害は認められない、と。〕姉とか兄貴のほうがね、おれよりもずっと苦労したことは、言うまでもないのにね。

安倍首相の謝罪を受ける

〔首相官邸で安倍首相が謝罪したときは、私も参加しました。〕最初、ほら、名前と顔を出した原告六人《ひと》にお辞儀して、握手して。こんだ、われわれ〔顔を出さない二〇人の原告〕のほうを向いて、〔頭を〕下げました。握手もしてくれました。

〔そのあと、国会議員会館で記者会見をやった。〕私、後ろのほうにいて、係の方が「はい」なんて言うから、缶ジュースだと思って受け取ったら、マイクだった（笑）。咄嗟《とっさ》に出たのが、「〔今日は〕すごく感激しました。これがまた新たなスタートになる」。それが〔時事通信の配信の〕記事に載ったんだね。

あの日、慰労会やったでしょ。私は、ああいうふうな、みんな集まったときは、匿名じゃなくて、名前を出して〔お互いに〕話《はなし》すればいいんだよ、って提案して。原告同士、そういうつながりをつくっていくのが大事だと思いますよ。

同席していたおつれあいの話

この聞き取りの場に同席していたおつれあいが、ときどき口を挟まれた。補足説明も兼ねて、かいつまんで紹介しておきたい。

おつれあいは、短大を出て銀行に就職。二年ほど勤めたあと、結婚して退職。専業主婦をしてきた。

結婚前に義父に引き合わされたとき、「印象がすごくいい人だった。穏やかな顔で、しゃべるのも穏やかだったので、私は安心したんですよ。私のことを一目見たいと思って、〔わざわざ〕仙台の療養所から会いに来てくれたのかな、なんて思って。ただ、サングラスを掛けてたから、なんか、ちょっとむずかしい病気なのかなと。お義母《かあ》さんにもお義姉《ねえ》さんにもだれにも訊《き》かれないような病気なのかなと思った。自分の親に話すると、〔結婚も〕ダメかなぁと思ったから、黙ってました」。

夫の父親がハンセン病だったことは、家族訴訟が始まってから知った。「義理の姉〔夫の次兄の配偶者〕が近くにいて、けっこう話をする機会もあって。『私は結婚する前に知ってたよ』『らい病というのは、うつらないから大丈夫だよ。安心して結婚してもいいんだよって、〔獣医をしてる〕父から言われた』って」。「もし、うちの母親たちが〔ハンセン病のことを〕知ったら、結婚には反対されただろうって思ったけど。娘が三人いますけど、ほんと、結婚してよかったたって思ってます」。

「〔娘たちは、祖父の〕ハンセン病のこと、〔いまは〕知ってますよ。夫《おとうさん》が〔安倍首相に会うために〕東京に行ったりしたでしょ。東京にいる二番目の娘のところに泊まるから、やっぱり、知ってもらわないと、『どうしたの、お父さん？』とかって言われるでしょ。だから、『じつは、ハンセン病のあれで』って、詳しく話をしました。娘は、ちっちゃいころ、祖父《おとうさん》が帰ってきたときに会ったことがあるんですよ。『そういえば、サングラスかけてた。あれが病気だったんだね』っていうのは、思い出したみたいです。二番目の子は、看護師してるもんだから。いろいろ知識もあって」。

「お義母《かあ》さんがいちばん苦労して、悲しかったよね。孫たちも、うれしがって遊びに行ったし。すごくいいお義母《かあ》さんだなと思って。もっと早く、こういう〔政府の〕謝罪《あれ》があれば、お義母《かあ》さんも喜んだと思うんですけども」。

「このあいだ、お盆のときに、お墓参りで、報告してきたんですよね。お義母《かあ》さんとお義父《とう》さんにね。いちばん苦労した人がね、亡くなってるというのが残念」。

21

無人のジャルマ島で生まれて

二〇一九年八月、神戸《こうべ》市内で、沖縄愛楽園からの退所者のHさん（七二歳）からお話を聞いた。彼女が生まれたのは一九四六年（昭和二一年）一〇月、人の住まない小島、ジャルマ島においてであったという。聞き取り冒頭から衝撃的な語りであった。

ジャルマ島は、愛楽園のある屋我地《やがじ》島と名護《なご》とのあいだの羽地《はねじ》内海に浮かぶ周囲一〇〇メートルほどの無人島である。一九三五年（昭和一〇年）に、愛楽園創設に奔走した青木恵哉《けいさい》ら約四〇人のハンセン病罹患者《りかんしゃ》が、屋部《やぶ》焼き討ち事件で居場所を失い、約半年間この島で暮らしたことでも知られている。

両親と一緒にジャルマ島から愛楽園へ

わたし、物心ついたときは、沖縄愛楽園《あっち》で暮らしてたんや。愛楽園できる前に〔ほかのところに〕建てるはずやってんて。だけど、そこの部落の人たちが、「〔ハンセン病の療養所は〕あかん」いうて、焼き討ちがあったりしてな。それで、お父さんが言うには、人によったら、物乞いしとった人もいるって。でも、ぼくらはな、物乞いしたくないから〔しなかったと〕。

ジャルマ島いうとこに何人か〔この病気の夫婦〕が住んどってな。そこで、わたし、生まれたわけ。そのときにお母さんが、マラリアに罹《かか》ったかなんかで、あんまりお乳がでなくて。〔ちょうど〕わたしと同級生の子もおってん。そのお母さんが、よぉお乳がでたからな、貰《もら》い乳《ちち》しとったって聞いたけどな。

お父さんは漁師。年いってからは〔後遺症が〕ちょっとひどくはなったけども、〔若いときは〕パッとみたらな、あんまりわからへんような感じだったから、魚を捕って、潮が引いたときに、そこらへんに行って〔捕った魚と芋と交換してもらったりな〕。

わたし、ジャルマ島で生まれて、お父さん、お母さんがその病気やから、わたしもうつっとるやろいうてな、〔両親と一緒に愛楽園に〕入れられた。

わたしは、この病気にはなってない思うねん。汗疹《あせも》みたいなのがあって、「そうちがうか」って言われたって。〔大風子《だいふうし》の注射は〕させられたで。痛かったぁ。〔でも、指が曲がったりとか知覚麻痺《まひ》とかは〕ないねん。変な話、〔療養所に入れられた子で、ハンセン病〕じゃない人がね、何人もいたんちゃう。わたしの友達のCちゃんも、そうや。〔それから〕うちらの同級生の男の子にな、「うちはジャルマ島って聞いとるけど、あんたはどこで生まれたん?」って聞いたらな、

「ぼく、見つからんように、愛楽園の砂浜に小屋みたいなん作って、そこで生まれた、聞いとるでぇ」って言うた。

補註

第二次世界大戦中に開発されたプロミンが、日本の療養所でも戦後、特効薬として治療に用いられるようになるが、それまでは、東南アジア原産のアカリア科の落葉高木である大風子《だいふうし》（大楓子とも書く）の種子からとれる油が、唯一のハンセン病治療薬であった。大風子油の注射は、ふつう上腕部に打たれたが、化膿しやすく、切開して膿をだしたという話はよく聞く。ほとんどの人が、化膿しなくても、とにかく、その注射自体が痛かったと体験を語る。しかも、大風子油の注射が「効いた」と言う人は稀で、治療効果は乏しかった。

星塚敬愛園に入所していた母

お父さん、明治生まれや。お母さんは大正生まれやけど。お父さんは国頭村《くにがみそん》。〔漁船に乗っとって〕シンガポールまで行きよったみたい。

お父さんはな、〔病気になる〕前に、奥さんがおったわけ。だから、わたしには、七つか八つぐらい上のな、腹違いのお兄さんがいるわけ。〔前の奥さんが〕亡くなって、子どもは自分の妹に預けて、お父さんは漁船《ふね》に乗ったりとかしてた。その叔母さんは、同じ沖縄でも八重山にいてね。

お母さん〔の郷里〕は首里《しゅり》。お母さん、小学校のとき、病気になったって。そんでな、〔うちに〕人が来たら嫌やろ。見られたら。人が来たときは、木に登って、ずっとおってな。人がいなくなったら降りてきてな。「まるで猿ぅみたいや」って。

お母さんは戦争前に、鹿児島の星塚〔敬愛園〕に行っとんねん。うちとこな、お母さんと、一回り違いの長姉《ちょうじょ》とな、二人がこの病気になってんねん。なんせな、沖縄におったら、人の目があるでしょ。そやからな、星塚へ行ったみたい。〔のちに〕わたしが〔敬愛園に〕行ったときに、〔沖縄出身の〕上野正子さんと玉城しげさんに、「こんなこんなで、こんな人が沖縄から来てましたでしょう?」って言うたらな、「あ、知ってる。あんたは、あの人の娘ぇ!」言われてな。

〔お母さんと伯母さんは、戦争がひどくなる前に、沖縄に〕戻ってきてる。おばあさんがな、「戦争がひどぅなったら、きょうだいとかだれにも会われへんくなるよ」って言ったみたい。

お父さんとお母さんが、ジャルマ島に行く前に、どこで知り合ったんか、そこまではわからへん。

補註

『沖縄県ハンセン病証言集　沖縄愛楽園編』にHさんの母親の証言が収録されているが、母親は一九一七年（大正六年）生まれ。一九三五年に鹿児島に星塚敬愛園が開園。その年のうちに沖縄大収容で沖縄の患者一二九人が敬愛園に連れていかれるが、母親は翌年に敬愛園に自ら入所。一九三八年に沖縄に愛楽園ができたあと、一九四二年、愛楽園に転園。一九四六年、妊娠して、堕胎されないため、同じような夫婦何人かと愛楽園を逃走し、ジャルマ島で出産。産後六カ月、園から「呼びにきた」ので、子どもを連れて再入所。ということなので、夫との出会いは愛楽園で、ということになる。また、Hさんの証言も収録されているが、そこには彼女が二歳の「一九四九年に入所手続き」とある。それまでは赤ん坊の同居を黙認していた園当局が、Hさんも患者扱いに切り替えたことがうかがえる。

愛楽園での子ども時代

〔愛楽園では両親と一緒の部屋に〕住んでた。〔戦後の食糧難の時代やったけど〕わたしらはそうでもなかった。お父さん、この病気になってても、そないひどいなかったやろ。ずっと、海へ行っとったからな。魚とってきたり、蛸《たこ》とってきたりな。お父さんは、よぉ働く人やったから、ちょっとしたとこに野菜をつくるわ。鶏も飼っとって、卵とか産んだりする。卵はな、あんまり食べられへんかってん。〔わたしの異母兄の面倒をみてる〕叔母さんのとこに仕送りせなあかんやろ。そのために売ってたんちゃうかなと思うねん。

小学校になってきたら、あすこ、外人がよぉ、慰問にくる。チョコレートとかチューインガムとかな。わたしはこんな性格やからな、そない人でも恐《こわ》ないから、「ありがとう」言うてな。ほんでね、アメリカの人、スコアブランド〔博士〕っていう名前や。その人がな、わたし、ちっちゃいとき、かわいがってくれてな。お母さんが言うにはやで、「あんたな、その人に付いて行く言うてな、アメリカに行くとこやった」って。

〔学校は、園内の〕小学校〔に通った〕。小学校三年までは、園の中〔の入所者〕で、ちょっと学校出て賢い人が、勉強教えてくれて。あとからは、免許をもった普通の先生《ひと》が、白衣着て、教えてくれるようになったけどな。

五年生ぐらいから親と離れて〔少女舎に移った〕。集団生活で規律正しい生活したほうがええいうてな。〔少年少女舎には〕男の子と女の子〔それぞれ〕五〇人ぐらいいたでぇ。

Cちゃんが「あんたみたいな性格、うらやましいわぁ」って言うねんけど。わたし、ちっちゃいときから、人見知りせんから、〔園内の〕おばちゃんらがかわいがってくれてな。「今日、活動写真あるいうとるで、見に行こうかぁ」とかな。そんで、愛楽園から、「もう、あっちに行くわぁ」いうて、宮古〔南静園〕に行った人がいるねん。わたし、手紙書くのも好きやってん。「おっちゃん、おばちゃん、お元気ですか。もうすぐ運動会です」とか書いて送ったりしよってん。すると、運動会のブルマーとか白い服とかな、送ってくれたりな。

〔じつはな〕裏道いうか、海〔辺のほう〕を通って行ったら〔療養所の外に出られるんや〕。済《すむ》井出《いで》いう部落に行けんねん。あすこのとこを通りよったら、そこの子ぉがな、石投げてきたりな。今帰仁《なきじん》に出るには、舟。わたし、ちっちゃいとき、おばちゃんにかわいがってもろたいうたやろ。その人がな、東村《ひがしそん》いうとこの人。「おばちゃんとこの実家へ行くかぁ」って連れてってもろたりな。〈おっちゃんの操る〉サバニに〈乗せてもらってな〉。〈そうやって外へ出るのは、もちろん〉こっそりと。

Cちゃんと一緒にな、たまには裏からこっそり行きよってん。名護《なご》まで行ったらな、〈園内の〉学校の先生に会《お》うて、エエーッいうて、びっくりして。そやけどな、その先生のお姉さんだか妹が愛楽園《あそこ》にいるねん。そやから、〈わたしらのことを叱らずに〉反対にな、果物買《こ》うてくれたりしたたな。

〈親戚付き合い？〉お父さんのほうはな、あんまり付き合いないねん。お母さん側とは、ずっと付き合いあんねん。お母さんの甥《おい》っこ、わたしにしたらイトコの人でもな、冬瓜《とうがん》、沖縄ではシブシブいうねんけどな。ぎょうさん作ったら、車に載せてな、よぉ、持ってきてくれよってん。ほんで、お母さん、冬瓜と豚肉、炊いたりな。園の職員の人でもな、旦那と別れて、子どもを大きくしてる人がおったんや。鍋に取ってな、「これ、持って帰るかぁ」。「ええのぉ」とかいってな、もらって帰りよったな。

熊本へ、そして神戸へ

わたし、中学三年でね、いったん愛楽園《あそこ》出て、八重山の腹違いの兄のとこに行ったんよ。そしたら、薪《まき》で、火吹きみたいなので、ご飯炊いたりな。したこともないし、慣れへん。兄とも、ちっちゃいときから〔同じ〕釜の飯、ぜんぜん一緒に食べてへん。もう、これはあかんわ。一緒によぉ住まんわ。どないしょうって思ってん。そんで、お母さんの妹いう人も八重山におってん。ちょっとの間、その叔母さんとこに世話になったけどな。その叔母さんも、子ども仰山《ぎょうさん》おるし。こら、あかんわ、思ってな。

それでな、あれや。「熊本の恵楓園《けいふうえん》へ行かんへんか」いう話がもちあがってん。Cちゃんが先に行っとってん。「そんなら、熊本へ行くわ」いうて。ほんとうはな、熊本から〔長島愛生園の〕新良田《こうこう》教室へ行ってとか思うとったん。だけど、うちのお父さん、人がよかったから、お金な、人から借りてまで〔仕送り〕しとったらしく、ちょっと借金があったん。高校へ行っとぅ場合じゃないなぁって。お母さんが星塚に行っとったときに知ったおばちゃんのツテで、「神戸で、仕事する女の人、探しとぅでぇ」って。Cちゃんも「Hちゃんと一緒に行くわ」いうて付いてきてな。二人で神戸へ来てん。ケミカル〔シューズ〕の会社で働くことになったな。

わたし、昭和三八年（一九六三年）の四月から神戸におるで。いまは機械でなんもかもするけど、昔はそうでないねん。道具でもって、踵《かかと》をうまいことな、丸めて作ったり。先をね、ヤットコでギャーッとしたりして。〔手に〕マメができて、マメが潰れたけどな。〔最初は〕安かったで。一カ月、七〇〇〇円ぐらいやった。地震の前で、日給月給いうやつで、八五〇〇円もらえた、一日やで。〔仕事は朝〕八時から〔夕方〕五時やった。昔は忙しかったから、残業も多かったわ。

結婚、そして破局

わたし、この病気と関係ない、神戸の人と〔昭和四三年（一九六八年）に〕結婚したわけ。わたしはな、〔ハンセン病の〕話をあとから聞いて、「わしを騙《だま》しとったんかぁ」ってけんかみたいになって離縁になった人もおると聞いてたからな。〔そやから〕はじめから、両親が〔この病気だったことは〕言うたで。自分のことは、とくには言わんかったけどな。その言うたのが、どこまで〔わかったか〕、病気のことに対して、どこまで理解があったかどうかはわからんけどな。

それで〔愛楽園にも連れてった〕。〔夫は〕肉料理が好きやったから、お母さんが作った豚肉料理もけっこう食べてな。どうっていうこともなかったんや。

そやけど〔だれかから吹き込まれたんやろな〕。会社の社長の奥さんが高松の人やってん。〔大島〕青松園《せいしょうえん》のあるとこやな。その話を聞いたんちがうかなと思う。はっきりはわからんよ。さだかじゃないけどな。〔それで〕けんかするたびに、汚い言葉を使うようになったわけ。「くさり」とか「くされ」とかな。

口では〔わたしに〕勝たれへんからかしらんけど。ちょっとしたことでな、腹立ったら、灰皿投げたりな。ほんでな、いっぺん、頭を、バァッと叩《たた》かれたことある。人をそんなしてからに、わたしもな、いっぺんやっつけなあかんな思うとってん。主人が寝とぅときにな、いっぺん、拳骨《げんこつ》したことあんねん。「いま、なんか当たったたぁ？」って言うわけよ。「娘、そこに寝とぅやろ。足で蹴ったんちがうか」いうてな。アハハハ。

〔娘たちもお父さんを〕嫌っとった。〔夫は〕子どもをかわいがらへん人やったな。普通、子どもも小さいときには、夫婦で葡萄《ぶどう》狩りとかあちこち連れていくやろ。それがまったくない。運動会かて、いっぺん来たぐらいかな。あとから聞いた話やと、自分が〔父〕親がいなかったから、子どもとの接し方がわからへんかったみたい。戦争のときに、お父さん、亡くなったんちゃうか。おばあちゃんが「お母さんに内緒やでぇ」って、小遣いやり。お母さんが「おばあちゃんに内緒」言うて小遣いやり。とにかく、金遣い、悪かったな。それが抜けへんわけ。わたし、この人とずっとおったら、一生苦労するやろなぁというのもあって、別れたんや。〔最終的には〕娘たちが中学生のとき〔夫は家を出ていった〕。

〔夫が〕わたしらに「出ていけ。沖縄に帰れ」言うからな、「わたしが出ていこう思うたら、遠いやろ。自分のほうが友達とか知り合い、近くにおるやろ。おたくが出ていったら」って言うたら、「よっしゃ。ほんまにええねんな」とか言うてな、サッサと荷造りして、サッサと出ていった。

えげつない〔人でな〕、主人の給料、振り込みやったけど、通帳を変えとんの。〔養育費〕もらわれへん。でも、わたし、根が暗いとかそんなんじゃないからな。一生懸命仕事したら、お金はまた入ってくるし、と思ってな。あんまり、くよくよ考えへん。

阪神淡路大震災に遭遇

〔平成七年（一九九五年）一月一七日、阪神淡路大地震。〕家賃五万の賃貸マンション〔に住んでた〕。〔地震が起きたの〕朝の、五時なんぼや。前々日〔の日曜日〕が、ケミカルのな、展示会があるからいうて、日曜出勤やってん。〔火曜が振替休日。〕そんで〔月曜の〕帰りに友達と飲んでな。〔帰宅して、バタンキュー。〕わたし、いつも寝るとこで寝とったらな、大けがしとんねん。壁とか落ちてきたけど、たまたま、そこで寝てないねん。家主さんもええ人やったんや。地震に遭《お》うたあれやからいうてな、敷金百万円、全額返してくれた。

仮設〔住宅〕に何年いたかなぁ。でも、人よりは〔長く〕いなかった。娘が「仮設、いらん。はよ出たい」言うたからな。で、あっちこっち行って、引っ越し貧乏しとう。

そのあいだの無理が祟《たた》ったかどうかしらんけど、歩かれへんようになって。鍼《はり》とか按摩《あんま》で治るやろう思うてたけど、治らへん。病院に行って、レントゲン撮って。「これは、骨がすり減っていく病気です。手術せんかったら、車椅子ですよ」。大きな病院、紹介してもらって、股関節の手術。

娘たちのこと

〔子どもが小さいときから、愛楽園に連れていって、おじいちゃん、おばあちゃんに会わせてた。〕おじいちゃん、おばあちゃんは、〔後遺症が〕そんなんでもないから、どうってことないけどな。〔こない言うたら〕失礼やけど、〔園の中〕歩いとったら、ちょっと怖い人もいるやろ。顔とか崩れた人は、怖いやん。お姉ちゃんのほうなんか、「わたし、追っかけられる夢、みたことあるわ」言うたもの。

〔長女は〕お友達とか困っとったりしたら、相手に「なんで、こんなんすんねん」とかな、けっこう、くってかかる子ではあるねん。〔でも、中学のときから引き籠もりになってな。〕相談〔所〕みたいなとこへ行って、仕事にも行きだしてな。いまは清掃の作業な。そこは〔社会〕保険があるからな。

次女はな、美容師関係の仕事へ行っとって。女の人の世界やったら、やっかみあるんやろな。

「なんであの子だけ贔屓《ひいき》しとんの」と言われて、嫌なことあってな。地震のあとの仮設でも、嫌なおばちゃんがおったりして。いろんなのが重なったんちがうかな。ほんで、朝、「仕事に行くわ」とか言うのがなくなって。夜と昼とが入れ替わったみたいな感じになってな。ちょっとおかしなったたな。

〔平成一三年（二〇〇一年）に熊本地裁で勝訴した国賠訴訟の原告に、わたしも〕なった。よぉ、熊本へ行った。東京へも行きましたよ。

お父さんは平成一五年（二〇〇三年）に〔愛楽園で亡くなった〕。お母さんは、〔平成〕二三年（二〇一一年）やったな。わたしが股関節の手術して、退院して三日後。慌てて、飛行機の段取りしてな。長女に〔付き添ってもらって〕車椅子で〔搭乗したたな〕。

補註

子ども時代を沖縄愛楽園で過ごしたHさんが、もしかしたら一緒にアメリカに付いて行くことになったかもしれないスコアブランド博士とは、どんな人物だったのか。

わたしは遅れて「ハンセン病問題に関する検証会議」の検討会委員を委嘱されたので、検証会議のときには沖縄愛楽園を訪問していない。わたしたち（福岡と黒坂）がはじめて愛楽園を訪ねたのは、二〇〇六年（平成一八年）五月であった。それ以後、何度も愛楽園を訪ねて聞き取り調査をしているが、どの入所者の口からも、いまの愛楽園があるのはこの人のおかげだと、敬愛の念とともに語られた人物は、青木恵哉とスコアブランドの二人であった。

スコアブランドは、医師としてハワイのカラウパパ療養所でのハンセン病治療の経験があり、戦後、沖縄の米軍公衆衛生部長（一九四九年～一九五二年）として、戦争被害の激しかった沖縄愛楽園の復興に献身的に尽力した。博士の生まれ故郷のドイツから寄贈された「希望と自信の鐘」は、スコアブランド公園に吊り下げられ、長年、園内の時刻を告げる鐘として使われていた。

なお、わたしが二〇〇六年以降に愛楽園を訪ねて話を聞くかぎりでは、青木恵哉への批判は聞かれなかったと述べたが、『沖縄県ハンセン病証言集　沖縄愛楽園編』（二〇〇七年）に収録された入所者の語りを読むかぎり、開園直後の時期の体験としては、青木恵哉に付き従ったキリスト教信者たちは、彼を崇め讃える語りを語っているが、国頭愛楽園が造られたばっかりに強制収容の憂き目に遭った非キリスト者たちの多くが、青木恵哉への怒りの気持ちをぶつけている。この点は、見過ごしにはできないと、わたしは考えている。

22 愛児を養護施設に預けて再入所

二〇二一年一二月、親しくしている弁護士さんから「奄美《あまみ》のN子さんの訃報」のメールが届いた。

「おひとり暮らしでしたが、新聞などが溜《た》まっているのを近所の人が見とがめ、ベランダから覗《のぞ》いてみて異変に気づき、発見されたとのこと。／N子さんは、前の国賠訴訟では、よく和光園《わこうえん》を訪れる私たちのお世話をしてくださいましたが、原告に誘っても黙って目に涙を浮かべて首を振るばかり、黙して語らず、な方でした。／ところが、熊本判決後、見違えるように快活になり、社会復帰もされ、さまざまな行事にもよく参加されていました。N子さんほど劇的に変わった方は他におられず、そのあたり、もっと踏み込んで〔お話を〕お聞きしておくべきであったと、ほぞを噛《か》むような思いです。」

私たちは、二〇一〇年七月に、奄美和光園の面会人宿泊所にて、約三時間、N子さんからお話を伺っている。その場には、「れんげ草の会（ハンセン病遺族・家族の会）」の奥晴海さんも同席された。

N子さんは一九四八年生まれ（聞き取り時点で六一歳）。享年七三。若くして社会復帰し、関西で暮らす。恋人に自分の病歴を語れないまま未婚の母となるも、再発し療養所への再入所を余儀なくされた。わが子は児童養護施設に措置されて、自由に会うことも儘《まま》ならぬ日々を過ごした。

息子さんにもお会いしてお話を聞かせてもらったうえで本稿を書きたかったが、現時点ではまだお会いできていない。N子さんの一周忌の前に語りの記録を作って、せめてもの供養としたい。

小五で発病、奄美和光園に入所

〔故郷は〕沖永良部島《おきえらぶ》。〔うちは〕農業。猫の額みたいなもんだったから、カツカツの生活だった。五人〔きょうだいの一番〕上。子守が嫌で、学校の帰りは道草食って帰って、よく怒られた。小学校五年生のある日、左手《このへん》が痒《かゆ》くて、掻《か》いたんよ。血が出るまで掻いても、痒さがとれない。つねっても、痛くない。それでね、子守をさぼったりしたときに、親にほっぺたつねられたから、「あ、ちょっと待って。ここ、つねって」ちったの（笑）。いままでは「イターイ」ちって、ワーッと泣きよったんだけど、平気な顔してた。ほれで、親が、これはおかしいなって。藪医者《やぶいしゃ》のとこに母親と行ったら、「紹介状を書くから、大島へ行って、見せてこい」って。親は、青年時代、みんなで月夜の晩とか、三線《しゃみせん》弾いたりして遊んでたみたい。その自分たちの仲間が〔和光園へ〕行ってたから、親としてはピンときたはず。私としては、ぜんぜん、そんな悪い病気とかっていうのは知らない。

〔ある日〕白衣を着た人がうちに来て、庭にゴザを敷《ひ》いて。「はい、いらっしゃい」「ここに、立ってぇ」「ちょっと服、脱いでねぇ」「はい、目をつぶってぇ」。怖いから〔そっと〕見たら、針とか筆とかあるもんだから、薄目をあけて見てたの。「いま、どこを触った?」ちったら、「ここ」って言う（笑）。

何日かして、母親が〔私を〕和光園《こっち》に連れてきた。〔小五の〕夏休み。〔昭和〕三四年（一九五九年）の八月。あのとき、大西〔基四夫《きしお》〕園長。「二、三カ月したら、よくなって帰れるからね」ちゅうから、子どもだからそれを信じた。〔だけど〕待てど暮らせど、「もう帰っていいよ」っていうのはこない。

あのときは〔少女舎に〕六、七名おったかなぁ。〔園の中に〕分校が〔ありました〕。〔私が〕来たときは、〔新良田《にいらだ》教室を卒業して園に戻ってきていた〕森元美代治さんが〔教えてた〕。すぐに、大学へ行くちって〔和光園を〕出たんだったかな。もう一人、喜界島《きかいしま》の先生〔が外からいらしてた〕。〔全学年で〕ひとつの教室。衝立《ついたて》で仕切られて、こっちは小学校で、こっちは中学校。治療は、プロミンを打った。効いたと思いますよ。

〔職員地帯に〕先生や看護婦さんの子どもさんが行く保育所があったでしょ。土曜日とか日曜日とかに、その保育所の子どもたちがね、〔園の〕中に入ってはこれないけど、近くまで来て、「おーい」ちったら、「おーい」。昔、少女漫画とかによく付録が付いてたじゃないですか。あれをね、職員にばれないように、お互いに交換。遊んだりとかはできないんですよ。ただ、それだけの楽しみ。

私は〔園内の〕中学校を卒業して、しばらく一般舎にいるときに、昔は、ほら、リヤカーに食缶のっけて運んだでしょ。私もリヤカー曳《ひ》きしました。

〔昔は、園内で紬《つむぎ》を織ってた人、けっこう〕おった。〔園内に紬織りの〕工場《こうば》があったの。〔私も〕やりました。ある日、すごい台風が来よって、工場の屋根が山の上まで持ってかれて。もう、機物《はたもの》、びしょびしょ。それを雨風のなか、空家にぜんぶ運んで。それを乾かして。糊《のり》をつけて。きれいに、糸一本ずつ剥《は》がして。それを私が最後まで織ったら、工場の人に「あんたは偉かったね」っち言われて、うれしかった。

〔機織りの仕事は〕目が疲れる。一本一本こうして、柄《がら》を合わせなきゃならないから。足の右《みぎ》左《ひだり》踏むときに、板の上をお尻が、こう動くもんだから、お尻の皮まで剥《は》げて、血まで出よった。

大阪へ、そして神山復生病院に入院

〔昭和〕三九年（一九六四年）に、ちょっと神戸へ行った。伯母が神戸におって。「あんたは病気じゃないんだから、出ておいで」って。

年明けてから、父親が具合悪いって〔知らせがあって〕島へ帰ったら、親はピンピンしてた。私、〔和光園に〕帰る運賃もなくて、どうしようかなぁと思ってたら、大阪の紡績の人に募集されて、そのまま大阪へ行ったんですよ。これは、ほんとの逃走ね（笑）。昭和四〇年（一九六五年）の八月だったかな。

〔紡績工場は〕二交替で、一週間は早出、一週間は遅出。早出は、四時か四時半ぐらいに起きて、パァッと仕度して、朝五時から〔午後〕一時まで。それ起きるのがきつかった。それで再発《あれ》して、阪大〔病院〕に入院。

大阪〔府〕の福祉のひと、女の人が、「国立〔の療養所〕に入れると、自分の嫁さんにするために男がすぐ寄ってくる」「まだ一〇代そこらで不憫《ふびん》だから」と、私、静岡の〔神山《こうやま》〕復生《ふくせい》〔病院〕にやられたのよ。カトリックで〔患者同士〕結婚ができないんですよね。

〔静岡へ行く前〕その人の家に、何日間かなぁ、泊められたのよ。〔その人の家の〕横に、病人を泊めるところがあった。床《した》はコンクリで、ベッドが置いてあって。〔でも〕布団が黴臭《かび》い。襟《えり》のところが真っ黒、ピッカピカ光ってる。寒くて被りたいんだけど被れない。それぐらい汚かった。

やっと、復生へ着いて。病棟に入れられて。同室《そこ》に、おばあちゃんと、もう一人、女の人がおって。私は、ほら、こういうとこにおったことないことになってるもんだから、「手の悪い人とか〔体の〕不自由な人は近づけるな」って言ってたみたい。で、「おなか、すいたでしょ」っち、ご飯もってきたのね。私、おなか空いてたから、バカバカ食べた（笑）。「えっ、この子はなんにも思ってないのかね。あんなに、よぉ、ご飯食べれるね」って、二人で思ってたんだって。

次の日、男の人が三名か四名来たんですよ。そのなかには手の不自由な人もいて。私はそれを見ても、なんとも思わない（笑）。見慣れてるから。私がびっくりしないから、その人たちも、私がびっくりしないのに、またびっくりした（笑）。

こんだ、検査があって先生に呼ばれて。「この注射をしたらトイレへ行きたくなるから、先にトイレへ行ってらっしゃい」ちって言われたの。「大丈夫。いま、してきたから」って。で、〔体中に〕コールタールみたいな黒いのを塗られて、注射されたら、体がポォッと熱くなって。感覚がないとこは汗が出ないけど、感覚があるところはタラタラ汗が出て、その黒いのが浮いてくるの。ほしたら、急に我慢できなくなった。「トイレ行きたぁい」「漏れるぅ」ちって、トイレへ行った。パンツ一丁で、ガニ股で（笑）。あれでは絶対ウソつけないね。

〔薬は〕DDSになってました。あと、B663とか。再発して〔症状が〕斑紋から熱瘤《ねっこぶ》に変わった。〔腕や足に出た熱瘤の〕痕《それ》が気になって、暑いときでもノースリーブは着れない。〔復生病院の入所者は〕ほとんどみんなカトリックの信者さん。私は信者じゃない。私が〔復生病院に〕入る前に、創価学会の人がいたみたい。その人は「南無《なむ》妙法蓮華経《みょうほうれんげきょう》、南無妙法蓮華経」、おっきな声でお祈りして。それで、「どの宗教でもかまわない。だけど、もう少しちっさい声《あれ》で」って注意されて、結局は他の療養所《ところ》へ行ったみたい。

復生病院《あっち》は、なんていうの、男の人としゃべってるというだけで怒られよったのよ。べつに手をつないだわけでなくてもね。窓越しにおじいちゃんとしゃべっていても、呼びつけられて怒られた。窮屈、窮屈。息が詰まる。私はとてもじゃないけど、ここにはおれんわと思って。〔結局、復生病院にいたのは〕一年ぐらい。

邑久光明園を経て、ふたたび大阪へ

国立の多磨《たま》〔全生園《ぜんしょうえん》〕に行く予定だったけど、岡山の〔邑久《おく》〕光明園《こうみょうえん》に奄美の人がいて、「こっちに来ないか」っち言われて、光明園に転園。光明園におったのが〔昭和〕四二年、三年（一九六七、八年）。学校跡が女の独身寮で、そこに入って。風呂は、交替交替で薪《まき》で焚《た》いた。光明園は、よかった。奄美の夫婦舎の家に、「飯、食いに来い」とかって言われて。

〔邑久長島大橋が〕ない〔時代〕。虫明《むしあげ》へ出るのも、手漕《てこ》ぎの渡し。あのころまでは、虫明のほうなんか、すごく嫌いよった時代だからね。もう〝中の人〟ってなったら、店先《そこ》にあるものでも「ない」って売ってくれない時代だった。〔瀬溝《せみぞ》の渡し舟は外出〕許可がないと乗せないと思ってたんだけど。ある日ね、町に買い物に行くときだったたんかなぁ、乗ったら、乗れたのよ〔笑〕。

神戸の伯母のところに遊びに行くちって、それを何回かやってて。自然の流れで、塗装工場で働くようになって、会社の寮に入った。絶対、療養所《むこう》の話なんかしないように、しないようにっちだけ、頭にあった。〔仕事は〕きつくはなかった。朝の八時半から夕方五時までって、ちゃんとしたところだったし。〔園を出て働くのは〕楽しかったですよ。

ほれで、私、〔昭和〕四九年（一九七四年）に沖永良部《えらぶ》島に帰ってきたの。そしてから、〔昭和〕五二年（一九七七年）にまた和光園に入った。〔再発したのは〕やっぱり、薬もらってないから。そのせいもあったんだと思う。

「ここで、同席していた奥晴海さんが、聞き手のぼくらに代わって聞き出してくれたのが、N子さんが故郷の島に帰ってきたとき妊娠していたという話であった。しかし、N子さんは「これ以上聞かないで、この話は」と、詳しく語ることは拒まれた。」

和光園への再入所、愛児は施設へ

〔子どもの父親には、生まれた子を見せたこと〕あるよ、一回だけ。用事があって〔本土へ〕のぼったから。そのときに、ただちょっとだけ〔父親に会わせた〕。〔彼には、私の病気のことは〕言ってない。言えない。あの当時はもう、絶対言えないもの。

〔出産のあと病気が再発して〕和光園に入ったの。私、和光園《こっち》へ来たとき、二歳半の息子は〔ゼローム神父が設立した〕「白百合の寮」にお願いした。別れるときは、辛《つら》かった。あれ、いまだに思い出すと、涙がでる。

あの当時はね、〔白百合の寮に預けた子どもと会うのは〕ちょっと厳しかったけど。園長先生の許可をもらえば、行けたんですよ。だけど、行っても、わが子っちゃ抱けなかった。触りもできなかった。施設《あっち》〔の人たち〕が〝ウツルから〟ってことで〔許してくれなかった〕。

おみやげにお菓子を持っていくと、〔子どもたちが〕「おばちゃん、何、持ってきた?」「みんなで一緒に仲良く食べてねぇ」。〔そういうときでも〕自分の子どもとすらも離れて座ってたからね。〔それでも〕シスターが、隠れて、こないして、こないして、見てるのよ、こっちを。ああ、これはもう、ちょっとでも触ったら、あれかもねぇ、と思って。もう、自分の子どもが寄ってくるのも怖い。よその子が寄ってくるのも怖い。そんな状態だった。

私、一回、泣きながら帰ったこともある。園長《せんせい》の許可がなくても、会わせてくれるときもあったんですよ。それで、電話して会いに行ったの。そしたら、出てきたシスターが「あんた、だれの許可をあれして、来たの!」って。ちょうどうちの子が、湿疹《しっしん》かなんか出てたみたいで。それこそ玄関払いみたいな感じ。子どもが〔私の〕声聞いて、走ってきたの。そしたら、「ダメダメダメ!」って、羽交《はが》い締めして奥に連れてったのよ。それ見たらもう、悲しかった。

〔その後〕東北〔新生園〕の園長だった真山〔旭〕先生が〔和光園の園長になってこられて、白百合の寮の〕院長様に、ちゃんと説明してくれて。「この病気は、ただ触ったから、たとえば、おんなしお茶碗から食べたとか、それでうつるもんじゃないですよ」「この菌は、空気に触れたらすぐ死ぬ。だから、うつりません」って説明されて。そしたら急にね、「あ、お母さん」って電話きてから、「子どもをお母さんとこ行かしていいですか」って言うから、「えっ、なんか悪いことしたんですか?」って言ったら、「いやいや、違いますよ。こんど、休みに入るんで、お母さんがよければ、行かしていいですかぁ」って。それからもう、夏休み、冬休み、春休みには、〔和光園の私の部屋で〕何日間か一緒に生活できた。ほんと、あれは、真山先生のおかげ。

〔白百合の寮では〕うちの子どもの二級上ぐらいから〔子どもたちが〕高校まで行った。だから、いまでも帰ってきたら、自分の親のとこよりも、あっちに先に行く。シスターとか院長様はぜんぶ替わってるんだけど、〔知ってる職員さんが〕いまでもいるんですよ。

〔息子はいま〕大阪にいるんだけど、〔まだ結婚〕してない。〔勤め先が〕倒産して、夜の飲み屋さんやってたんだけど、きついっってる。

補註

奄美大島の名瀬《なぜ》の市街地から一山《ひとやま》越えた有屋《ありや》の地に、一九四三年（昭和一八年）の末に奄美和光園が開園されたとき、施設も医療スタッフもあまりにお粗末であった。戦後になると、奄美出身者で戦中は本土の療養所に収容されていた患者たちが和光園に送り返されてくる、さらには、米軍支配下で新たな大収容がおこなわれ、園は患者であふれかえり、事務本館、治療棟、倉庫まで入所者の居住空間として使われた。そのため、入所者のなかに妊娠する人が出ても、断種堕胎の手術もままならず、園内での子どもの誕生が相次いだ。子どもたちは、園の事務長の妻と娘らが保育にあたった。

さらに、一九五一年（昭和二六年）にパトリック神父が和光園の担当となると、カトリックの教義にもとづいて、断種堕胎はまかりならぬことを強く訴えた。一九五四年（昭和二九年）からその後任をつとめたゼローム神父は、乳児院の「名瀬天使園」と育児院の「白百合の寮」を設立し、和光園で出生した子どもたちを受け入れる態勢を整えた。

和光園でなら子どもを産めるという噂は、本土の療養所にも伝わっていたことが、わたしたちの各地の療養所での聞き取りでも確認された。ただ、和光園で入所者自治会の役員を長年つとめてこられた方から聞き取りをしたとき、その方が「私の場合は、妻が妊娠したが、堕胎手術を受けた」とおっしゃり、「えっ？　白百合の寮があったんじゃないんですか？」と聞き返したのに対して、「いや、私たちはカトリック信者ではなかったからね」と言われた。「白百合の寮」がカトリック信者の入所者の子どもでなければ受け入れなかったか否かの真偽はともかく、入所者のなかにそう受け止めていた人たちがいたことは否めない。

再入所後の和光園暮らし

〔私が再入所したころには、園の出入りは、もう〕自由だった。私、びっくりしたもの。〔他の人が外に〕買い物にスーッと行くから、「あんた、捕まるよ」って言ったら、「いまは、大丈夫だよぉ」って。

私、〔再入所後の和光園では〕手芸して遊んでた。〔平成五年（一九九三年）に「高松宮記念ハンセン病資料館」ができるときに、多磨全生園から〕佐川〔修〕さんと大竹〔章〕さんがいらして。私の部屋《とこ》に飾ってあった花車の刺繍《ししゅう》をほしいって。「いやぁ、〔手許《てもと》に〕これひとつしかないのにぃ」って言ったら、「こんなに上手にできるんだから、また作ったらいいじゃん」っち言って、持ってかれた。アハハハハ。

和光園《あっち》にいるときは、県庁訪問ちゅうのがあって、毎年、鹿児島のほうに連れてってもらえた。〔平成一五年（二〇〇三年）に、熊本の黒川温泉のホテルの宿泊拒否事件が起きたけど〕私たちは

〔そんな目に遭ったことは〕ないね。最初のころは鹿屋《かのや》〔の星塚敬愛園《ほしづかけいあいえん》〕から、目の見えない人、車椅子の人も〔いっぱい〕来てた。私は毎年行ってました。もう、それがひとつの楽しみ。

〔実家の家族との関係？〕私は〔帰ってくるなと言われたことは〕ぜんぜんない。〔島の人たちも私の病歴を〕知ってました。〔でも〕嫌わなかったです。

〔母も父も、もう亡くなりました。〕母親は〔昭和〕五二年（一九七七年）の台風のときに亡くなったもんで、葬式には間に合わなかった。電話も通じなくなって、連絡のつけようがなくて。でも、その前に、まだ息してるときに会ってるからいいやぁと思って。父親のときは、島にいる妹がおなか大きくて。旦那が出稼ぎ行っとったもんで、お父さんが妹のとこに行ってて。そこで亡くなったの。そのときは葬式に間に合った。

〔私のきょうだいの結婚相手も、みんな、私の病気のことを〕知ってる。妹の子が〔和光園に〕来たこともある。私は、そういう面では、恵まれてた。

〔平成一三年（二〇〇一年）判決の国賠裁判？〕「絶対、これ、勝ちっこないよねぇ」って言われてて。私なんかは〔おしまいのほうで原告に〕入った。そしたら、勝ったっていうことで、びっくりした。〔奄美の退所者の会の人たちとは、勝訴判決三周年記念で〕熊本へ行ったときから〔の付き合い〕。

社会復帰

〈和光園を退所したのが平成〉一九年（二〇〇七年）の四月。〈退所してから〉いま三年ちょっと。私、再入所《あれ》したときから、外に出たい、出たいのが、自分の気持ち的にはずうっとあった。問題は〈三〇年間も和光園暮らしをしていて、外で一人で〉生活していけるかどうか。ずっと足踏み状態できて。

おかげさまで、こんだ〈退所者給与金もでるという〉状況《あれ》になって。それでも悩みました。〈園の〉福祉の人に〈相談してたら〉「じゃ、いつにする？」って言われて、引っ込みつかなくなって。ちょうど私の希望に合った県営住宅《とこ》に入れることになって〈それで決断〉。

〈社会復帰した感想ですか？〉いいですよ。両隣の人とは、会うたびに、あいさつしたり話したりしてます。

23 「潜伏期間が長い」の言葉に呪縛されて

Tさんは、ハンセン病家族訴訟の二〇一八年九月一〇日の第一四回期日で、原告本人尋問に立たれた人である。その日の懇親会の席上で私たちはさっそく聞き取りのお願いをし、一二月、京都府内のご自宅を訪ねてお話を聞いた。

Tさん（男性）は一九四九年生まれ。小学校六年のとき、父親が病死。翌年の一九六二年、中学一年のとき、四歳年上の姉が邑久光明園《おくこうみょうえん》に収容。自分も検査されたときに医師から言われた「らいは二〇年から三〇年の潜伏期間がある」との言葉に呪縛され、いつ自分も発症するかわからないとの不安に囚《とら》われてきた。そして、「ほんとうは、法廷で、療養所に入所した人たちよりも、外にいる者のほうが辛《つら》かった、ということを言いたかった」と言う。

中学一年のとき姉が収容

姉が隔離されたでしょ。姉が隔離されてから三年ほど、中学を出るぐらいまで〔の記憶、思い出そうとしても〕なんか空白。毎日、ご飯食べた記憶もない。とりあえず、目が醒《さ》めたら、今日は何を食べよう、何しようって、そればっかりでやってたから。ほんで、中学出て、すぐ働きだして。学校〔の先生〕もなんも〔就職の〕世話してくれへんかったし、車の整備のとこ、自分で見つけてきたんですよ。

姉は中学生のときから、顔に症状が出てきてました。〔「化け物」と言われて、苛《いじ》められるようになって、たえずマスクしてました。〕姉は玄関先の鏡を見て、「なんでやろ、なんでやろ」言うて、しょっちゅう泣いてました。〔私は姉が何の病気か知らなんだけど〕たぶん父親や母親はわかっていたんやと思いますわ。

〔姉は中学二年ぐらいから近くのゴルフ場へ球拾いのアルバイトに行ってました。親父が死んだときは〕姉は大きなマスクをつけて、金糸工場へ働きに行ってました。〔中学を終えたばかりの〕姉が稼いだやつで食べさせてもらった。その姉が急におらんようになった。中学一年のときです。「岡山まで送っていかないかん」ちゅう話は、母親から聞きましたわ。

〔ある日、私が外から帰ってくると、四畳半一間の間借りの〕うちに〔保健所から〕消毒に来てて。〔同じ敷地内の大家の家も消毒されて。家主の娘さんが、おっきな声でギャーと叫んでました。そこへ戻ってきた母親に連れられて〕私はもう、その足で、母親の知り合いの家の二階へ移り住みました。〔いま思えば、母親は親戚に迷惑かけたらいかんと思ったんだと思います。じっさい〕姉が隔離されてからは、〔父親の実家にも〕ほとんど近寄ってません。

母親は〔そのころ〕鴨川《かもがわ》の納涼床の仲居をしてました。住み込みで。だから、姉が〔療養所に〕行ってからは、私一人ですねん。

しばらくは〔転居先から元の〕中学校まで通いました。小学校のときまでは、〔友達と〕集団で遊んだりしてましたよ。それがピタッとなくなった。〔だれも〕寄ってきやへん。無視。言葉に出して〔悪口を〕言われるほうが、まだちょっとマシかもしれん。無言であしらわれるのは辛いですよ。

その後は、どこの中学に行ったんかなと思うほど、転々としましたわ。〔だから、まわりはだれも知らないから〕差別の集中砲火みたいなのは、受けてません。

医者に「潜伏期間が二〇年、三〇年」と言われる

〔姉がいなくなって〕一カ月ほどあと、〔母に京大の皮膚科特研に〕連れていかれて〔検査を受けました〕。そのときの注射の痕が、ずうっと消えへん。〔検査の結果は陰性だったけど〕医者が「このらい病は、潜伏期間が二〇年、三〇年ある」って母親に言ってました。それを聞いて、〝自分はすでに保菌者や。まだ発病せえへんだけや〟思いました。よそへ行って、風呂に一緒に入ったら、他人にうつすんちゃうかいなと思うてました。

〝三〇歳、四〇歳になったら〔病気が〕出てくんねんな〟と。その恐怖は〔いまでも〕あり

ます。瘡蓋《かさぶた》ができても、蕁麻疹《じんましん》ができても、爪楊枝で突《つ》いてましたもの。痛《いた》ないか、痛《いた》ないか、って。痛いさかいに、ああ、大丈夫やと思うてました。

姉の面会に邑久光明園へ

〔姉が収容されて一年後だったか、時期は〕定かでないが、〔母親に連れられて、岡山の邑久光明園に姉に会いに〕行きました。当時〔汽車が〕相生《あいおい》までしかなかったんですわ。ほんで、乗り換えて、船着き場まで行って。いま〔邑久長島大〕橋のある、ちょうど真下〔のとこ、渡し舟で向こうへ渡りました〕。渡し舟、わずか数分のあいだやけどね、やっぱり、待ってるあいだ、異様な感じしますよ。昔でいう、八丈島《はちじょうじま》への島流しみたいな。

あのときでも、〔面会室で〕姉に遠くからしかしゃべってへん。一言、二言、かわしただけ。あいさつするいうこともなしに、「来たらあかんで。うつるさかい」って、それ、一言いわれた。それだけは覚えてますわ。

結婚しても、姉のことを打ち明けられず

〔女房とは〕一六歳ぐらいのとき知り合って、結婚したのは二一。籍を入れたのが四カ月後やって、怒られた。おれ、〔姉の病気のこと〕なにもしゃべってませんやんか、女房には。そや

から躊躇《ちゅうちょ》してたんですよ。それで、結婚式の日と入籍がだいぶ離れてる。好きになる、嫌いになるは、それはそんでよろしいがな、男と女の仲やから。そやけど、この病にかんして打ち明けるのかどうか。母親には「絶対、言うたらあかんで」って言われてたし。姉にも言われたもの、「絶対、言うたらあかんで」って。

子どもが二人できて。〔言っておかないと〕まずいと思った。私、当然、自分の子どもにもうつるものやと思いますやん。言うとかないと、〔いざというとき〕病院、どこへ行ったらええか〔知っといてもらわんと困る。言ったら、すべてが崩壊するかもしれんと〕その覚悟をもってしゃべったんや。

（ここで、同席していたおつれあいが口をはさまれた。「私、高校時代に『ベン・ハー』読んでたので、〔らい病と言われて〕わかりました。私は両親が病気がちで、もう亡くなっていたんで、〔実質的には〕兄貴夫婦が育ててくれたような関係で、帰る家いうたら、兄貴夫婦のとこやけど、『おまえらは恋愛で、勝手に結婚するんやから、わしたちにはなんの責任もないで』って言われてましたから（笑）。それに、私、〔そのときには〕子どもを抱えてて、そんなん、驚かなかったいうか、仕方ないことや思うた。どこの家庭でもいろんな悩みあるって、そう理解したんやけどね。」）

あおり運転に追い立てられつづける恐怖に似て

姉も〔療養所に入って〕何年もしてから、よぉ、「うちは、ベン・ハーや、ベン・ハーや」言うてました。洞窟の中で、母娘《おやこ》がね、息子が助けに来るまでの様子。映画のあのときのくだりのなかで、「業病《ごうびょう》」という言葉が出てきますやん。「業病」って、あれ、先祖〔代々〕末代〔まで〕崇《たた》られた家系や、言われるの、辛い話やね。

〔ハンセン病〕家族の苦しみは〔なかなか人にわかるようには言い表せへんけど〕、形にして出せ言われたら、ドライブレコーダーに写ってる、あおり運転で後ろから煽《あお》られてる様《さま》〔みたいなもんやな〕。煽られてる人間は〔いったい、これから〕どうなるのやろう、どうしたらええんやろう、ちゅう不安、恐怖が、ずうっと続きますやん。

〔私、子どもが生まれても、うつるのが怖くて、抱っこしたこと〕ない。〔女房に〕よぉ、怒られてましたがな。娘にも、いまでも、「小さいとき私を抱いたことないやろ」って言われる。

国は〔ハンセン病に関して〕終結宣言だしたこと、一回もありませんやん。〔二〇〇一年の国賠訴訟判決のときも〕国は控訴断念しただけですやろ。病《やまい》に関しての「終結宣言」はひとつもありませんやん。日本を代表する専門家の医師団がズラーッと並んで、終結宣言をしてくれはっていたら、ちょっとは私も信じられたかもしれん。SARS《サーズ》とかMERS《マーズ》とかは、終結宣言ありましたやん。私らは、国から〔終わりなき〕パワハラ、陰湿なパワハラを受けてたんや思います。〔しかも、国はいまやっているハンセン病家族訴訟のなかで〕私ら家族の訴えは〝被害妄想や〟と。被害妄想いうのは、すごい侮辱ですよ。われわれの精神的苦痛は、妄想じゃなくて、PTSDですよ。心的外傷後ストレス症候群ですわ。

外に残された家族のほうが辛かった

〔療養所に隔離収容された〕姉に向かって、「姉ちゃん、外にいるおれのほうが辛かったで」とは言えへんけど、ほんまのところ、入所者よりも外にいる家族のほうが辛いでっせ。これ、家族みんな、一緒の意見やと思う。だれも口に出して言わへんから、おれが代表で言うけども。裁判所の証言席で、「なんで、おれも一緒に隔離してくれへんかったたねん」言いたかった。〔母親が収容されたんなら、おれも附属保育所に入れられたんやろけど、母親代わりの姉の収容では、おれは入れてもらえへんかった、いうことやな。〕私ら家族の訴えに、国は「被害妄想や」言うてますやん。被害妄想やない。さっきのドライブレコーダーみたいに、延々と追いかけられて、不安ばっかりが募っていく状態や。——思うてたこと、はじめて言うて、スッとしたわ。ハンセン氏病になった者も辛いやろうけど、外にいる者《もん》は、それ以上に辛い。裁判所の証言席で言えばよかったんやけど、これ言うたら大変なことになるなぁと思うて、黙ってたんや。

〔孫も抱いたことなかったのか、ですって?〕いや、孫は抱いてる。〔娘に〕「私を抱いたことないでしょ。孫ぐらい抱け!」って、ポーンと投げ出された。アハハハハハ。——いまだから、こうやって笑《わろ》うて言えるけど〔そのときは、笑い事じゃないですよ〕。

母親も非入所の患者だった

母親も〔ハンセン病だったこと〕、私、ぜんぜん知りませんでしたんや。〔年老いた母親が〕病院に入院して、死ぬ間際になって、母親の住んでた団地へ物を取りに行って、机の上に薬の袋があったから、これ、何の薬やろなぁ、おかしな薬があるなぁと思うて見たら、このへんの病院とちゃうなぁと思って。それで気ぃついた。医者が「〔潜伏期間〕二〇年、三〇年」言うてたな。ああ、それで、母親も発病したんや。当然、次は自分や、と思いました。

〔今度の家族訴訟になって〕弁護士の先生から教えられたのは、母親はもう若いときからハンセン病でしたんや。息子一人残して〔療養所へは〕行けへん思うて〔非入所で通したんだいうことでした〕。

〔そういえば、母親も、後遺症が〕ありました。手ぇに出てました。気がつかへんやったけど、足にも出てたらしい。

〔それにしても〕病というのは、不思議やねぇ。マザーテレサでも、九〇なんぼで亡くなってますやんか。ほな、二十歳前後であの世界に入りましたやんか。藁《わら》の上、土の上で寝て、食事も〔一日〕一回だけの食事ですやんか。それでも、病人の治療してても、〔自分は〕病気にならないでっしゃろ。不思議だなぁ思って。

最近、みんなで光明園の姉に会いに行った

〔今度の家族訴訟は〕姉から、こういう裁判をやることになったから、あんたもやったらどうや、って話があったんです。

姉に会いに行ったのは、母親と一緒に、一回か二回行ったぐらい。〔自分が〕結婚したときも〔その報告に〕行ってないし。

〔光明園の姉に面会に行かなかった時期は〕長かったねぇ。二〇年ちかく行かなかったんちがうか。

〔ある時期からは、姉のほうが、里帰り事業のおりに、園内で結婚した旦那と一緒に、親の〕墓参りに来るようになって。一緒にお参りするときもあれば、お墓に行ってみたら、花があって、姉に確認したら「墓参り、行ったんやぁ」と。でも、姉は、うちには来ない。絶対、寄らへん。〔姉は眉毛がないぐらいで、ほとんど後遺症はないんやけど、わしらに迷惑をかけたらいけない思うてるんやな。〕

最近、子どもらと、その旦那、嫁、孫らも〔邑久光明園に〕連れていきましたよ。「お父さんの姉さんのとこへ行くさかい、一緒に行こう」いうて。小豆島《しょうどしま》が見える石碑の前で、説明しました。「いままで、嘘《うそ》ついて〔たというか、黙って〕て、すまなかった」言うて。

息子、娘らは、伯母さんと会ったのは、はじめてや。ただ、〔小さいときから〕お年玉やら〔なんやかや〕毎年もろうてるさかいに、「岡山のオバちゃん」いう人がおるちゅうのは知ってた。最近は、月に一回〔会いに〕行こうって、女房とは言うてるんですよ。やっぱり、年いってきたし、会えるうちに会っておこう思うて。

付記

この原稿を、埼玉県所沢《ところざわ》市の「おうえんポリクリニック」院長で、ハンセン病臨床医の並里まさ子先生に読んでいただいたところ、メールでこういうコメントが返ってきた。

「Tさんのお話、拝見しました。一九四九年のお生まれですから、一五歳の時は一九六四年です。この時代に教育者、医療従事者の誰もが手を差し伸べなかったことが綴《つづ》られています。特に医療の立場から、無責任な説明が言い放たれています。当時の世界の医療水準からかけ離れた言動です。疾患に関する差別問題の根底には、『専門医』と自称する医療者たちの責任が最も大きいと思います。」

「『潜伏期間が長い』は正しいのですが、患者家族に前後の説明なしにこの言葉をぶつけたら、心配の種を植えつけることになりますし、この時代に新規の患者発生がほとんど無かったことより、敢《あ》えてこのようなことを言うべきではありませんでした。一般の慢性感染症に対する医療者の心構え、がハンセンの世界には無かったようです。」

24 生まれ変わっても、父の子に生まれたい

二〇一九年七月二日、東京・永田町の星陵《せいりょう》会館で、数日前の熊本地裁勝訴判決を受けての「家族訴訟判決集会」が開かれた。そのとき撮影禁止ゾーンから立ち上がって、「父は曲がった手でわたしの頭を撫《な》でてくれた。生まれ変わっても、わたしは父の子どもに生まれたい。父の味方でありたい」と力強く発言した女性がいた。Fさんである。私たちは八月に九州にFさんを訪ねて、お話を聞いた。

Fさんの父親は、一九五六年に奄美和光園《あまみわこうえん》に入所。半年後には治療を終え退所。Fさんの母親は夫の病歴を承知のうえで結婚。しかし、奄美では暮らしが成り立たず、熊本の菊池恵楓園《きくちけいふうえん》に再入所。後を追って、母親も熊本へ。こうして、Fさんは、一九六五年、恵楓園近くの集落で生まれた。四人きょうだいの末子である。聞き取り時点で五四歳。

菊池恵楓園近くの集落で生まれ育つ

二、三歳ぐらいの記憶ですが、わたしはいつも父の膝の上に抱かれて、父の手を触っていました。曲がってるから、伸ばそう、伸ばそうとしてた。

母から聞いたんですけど、奄美から越してきて住んだのが〈恵楓園の近くの〉群《むれ》というところ。保育園に行くようになって、園長先生親子がものすごく冷たくて。子どもながらに、なんで、自分にだけこんなに冷たいんだろう、と。近所付き合いもぜんぜんないし。たぶん、近寄ってはいけないというのがあったんでしょうね。孤立してました。

〈住まいは最初は掘っ建て小屋みたいな〉感じだったけど、父が器用だったんで、いろいろ継ぎ足して作ってくれて、〈部屋数も〉年々増えていって、わたし的にはとても居心地よかった。そこにいたのは小学校二年まで。三年生からは〈同じ校区内の別の集落に〉引っ越し。

父親はとても器用だったので、近所の人がいろんなことを頼みに来て、父は無償でやってあげてた。たまに、畑の白菜とかが玄関に置いてありましたけど。〈まわりの人たちは、父が〝恵楓園の人〟だということが〉わかってたと思います。

飼っていた真っ白い犬がいなくなり、自宅裏の木に首から吊《つる》され、血で真っ赤に染まって叩《たた》き殺されていたのは、小学校四、五年の出来事でした。中学生のときには、家族が留守にしていた数時間のあいだに自宅に火を何度も点《つ》けた跡がありました。

姉たちがいちばんきつかったみたい。〈大人になってから聞いたけど〉学校からの帰り、男の子たちにハンセン病〈の指の仕種《しぐさ》〉をやられてたそうなんです。

〈わたしがされたのは〉無視。みんなが無視。教育者の娘が、リーダー的存在じゃないけども、その先頭に立ってた。女の先生も、そうでしたからね。

道徳の時間があって、先生が部落差別の話をする。自分で〔差別を〕しながら、おまえが〔差別はいけませんなんて〕語るなって、ほんと、思いましたね。被差別部落の子たちも、苛《いじ》められてたというか、無視されてましたよね。

うちの姉たちは、学校でハンセン病の映画、「あつい壁」を見せたそうなんですよ。そこから、差別がひどくなったって言ってました。姉たちは、「なんで、あの映画を見せたんだぁ」って、いまだに言います。

両親のこと

〔両親が奄美出身だということは〕自然と〔わかってました〕。母は〔縁を〕切られていたので、母方の親戚には行かなかったけど、父の姉妹《きょうだい》がいて、たまにお墓参りみたいなのは行ってたんです。

母が父と結婚するかしないかのときに、父の病気が発覚して。〔奄美和光園の職員に〕「これは大変な病気だ。結婚したら、あなたにもうつるし、子どもや孫にも出るよ。〔別れなさい〕」って説得されたみたい。母は「この病気はうつらない。隔離するなんてとんでもない。そんな病気じゃないってことを証明してみせる」と言って、父と一緒になって。それで、自分の母親から

「そういう相手と結婚するんであれば、敷居を跨《また》ぐな」って言われて。

母方が、なんでそんな厳しいかというと、西郷隆盛《さいごうたかもり》が沖永良部《おきのえらぶ》に島流しに遭ったときに助けた代官の土持《つちもち》〔政照《まさてる》〕が母方の先祖〔だという家柄〕だったんですね。

〔こういう話は〕中学生ぐらいから、母からずっと聞かされてましたね。わたしたち、両親からずっと言われてたことがあって。「人を憎まず、恨まず、差別せず」というこの三つ。自分たちがされた痛みがわかってるからですよね。

国の政策が父の性格を変えた

父は厳しかったですね。よく怒られたし、手も上げられました。ほんとに、叩かれたりもしました。二番目の姉と兄は、打たれるがまま。もう、耐えてましたよね。父にとっては、家庭がすべてで、父は父なりに家族を守ってたんだと思うんですね。

わたしが高校一年のときに、〔門限の〕夕方六時を過ぎた。父がすごい怒って、「鞄《かばん》、教科書、洋服、すべて持ってこい」。ぜんぶ焼かれました。残ったのは、そのとき着てる物だけだったです。

高校生になると、友達ができて、やっぱ、遊ぼうとするじゃないですか。〔それに対して〕怒りがこみあげてきて、暴れて。わたし、走って逃げるでしょ。逃げたら、海で使う銛《もり》、あれでわたしを狙ってましたもの。真っ直《ます》ぐ逃げたらやられると思って、曲がりましたからね。いま思えば、自分の手許《てもと》から子どもたちが離れていくのが、とても、さみしかったんでしょうね。

母は、とても穏やかですね。聞けば、なんでも知ってて、答えてくれる。辛抱強いし、我慢強いし、やっぱ、信念がある人だなと思いますね。

〔父が荒れてるときは〕なんで、母はこの人と一緒にいるんだろう、って思いました。でも、母からは「いまの父は、ほんとうの父ではないよ。若いときは、ああいう人ではなかったよ」って聞かされました。病気って、人をそこまで変えるから怖いなぁって、思いましたね。病気っていうか、社会が、国が、一人の人格をここまで変えるのかって、あとから思いましたね。

父は〔当時、恵楓園と〕行ったり来たりでしたね。恵楓園って、配給が出たんですよ。お米、お肉、お菓子、缶詰。わたしたち子どもが、それをもらいに行った。小さい裏〔口〕から入って、生い茂ったところを通っていって。そこでのわたしの小さいころの印象が、白い人しか見たことがないんですよ。白い帽子、白衣、白い長靴。男の人も女の人も、白い手袋してる。職員なんですよね。で、どこに行っても、消毒の臭いしかしない。なんだろう、ここは。世界が違う、って思いましたものね。

たまに父の療友《ともだち》の方がいて、わたしたちが行くと、すごい喜んで、お菓子をくれたりしました。うちの父〔の後遺症〕は手だけだったんですね。顔に後遺症が出ている人には、びっくりしました。でも、かわいがってもらってるうちに、なんでもなくなりましたね。

うちの父、車の修理ができたんですけど、手が不自由なので、ボルトが回せない。子どもが呼ばれるわけですよ、「回してくれ」と。けっこう、いろんなことを手伝わされましたね。

家族で〔遊びに〕行ったこと、ありますよ。大分に樹氷を見に行くんです。父が、山が好き、自然が好きだから、キャンプ。奄美に行ったときも、無人島に連れていかれて、ナイフ一本持たされて。自分で食べ物、バナナを採ったり〔魚を獲《と》ったり〕。「ここはハブがいるから通るな」「この葉っぱは毒」とか。真っ白な砂浜で、流木を枕にして寝て。

母は〔わたしが〕小さいころは、近くの養鶏場で働いてました。〔その後もいろいろと仕事をして、家計を支えてくれてましたけど〕うちのなかは火の車でしたね。

高校で普通に話せる友達ができる

〔わたし〕学校が好きと思ったことは、一回もないです。家にいたら父に怒られるし、逃げ場がどこにもないので、仕方なく学校に行った。数時間我慢してそこにいれば、どうにかなるかな、って。〔勉強は〕しなかった。する気なかったです。不思議と、でも、赤点をとったことがないんです。

普通の人は、シンデレラ・ストーリーじゃないけど、お金持ちになりたいとか、そういう感覚だと思うけど、わたしは、どうしたら、普通の人として生きられるかな。逃げ場所探しですよね。
悪いのばっかりが集まったような、熊本市内の女子高に行きました。みんな、わたしにはこういう父がいるということを知らないので、友達、できましたよ。普通に話せる、普通に笑える。ああ、これが人の生活なんだと思いましたね。

あとから思うと、いろいろ問題を抱えてる子たち、五、六人が集まって、友達になったなぁ、と。そのときは、みんな、話したくないから、話さなかったけど。〔居心地〕とてもよかったから、家にも帰らなくなった。県外から来てる子のアパートが、みんなの寝床になって。アルバイトして、みんなで〔生活費〕出し合って。遊びに行くのも、みんな一緒だし。

高校一年のときはロングスカートだったけど、二年からは、めっちゃ短くなりました。流行《はや》りが変わって（笑）。ヤンキーの全盛期でしたね。中森明菜《なかもりあきな》とか小泉今日子《こいずみきょうこ》とか、〔マンガでは〕『ビー・バップ・ハイスクール』の時代。

〔高校では〕弱い子を苛めた子を、ケチョンケチョンにやりましたね。年上だろうが、同級生だろうが。

高校二年生の修学旅行へ行ってから、中退しました。わたしが辞めたおかげで、五人ぐらい一緒に辞めました。〔後悔はしてないです。〕社会に出てからの勉強がすごかったので、もう少し早く辞めて社会勉強すればよかったって、ほんとに思いました。

娘に祖父の病歴を話す

デパートの食料品売り場に勤めました。半年後、ブティックの店舗に来ないかと誘われて移りました。ウェディングモデルなんかもやりました。

差別とかは嫌う人と知り合って、結婚。父にも会わせました。結婚式に父も呼びたかったけど、「体調が悪い」ことを理由にして呼びませんでした。

で、父が大腸ガンになって。むこうのご両親が見舞いにくる、と。どうやってごまかそうかと思って、「面会謝絶です」「超末期ガンで、言葉もしゃべれない」ということにしました。

〔その後、離婚することになり、子どもの親権を望んだけど、かなわず。〕娘には、小学校六年生で別れて、高校一年になるまで会えなかった。地獄のような日々でしたね。息子とは、まだ直接会えてないです。

〔娘には祖父の病歴は話しました。この七月に〕わたしが東京にちょこちょこ行ってるのを、「何しに行ってるの?」ってLINEで聞いてきたから、「今度会ったときに話すよ」って。「ハンセン病って知ってる?」「知ってる。テレビで見たことある」。「どんな病気か知ってる?」「知らない」。「じつは、ママのお父さんがこの病気だったことで、ママは、差別が当たり前の地獄のような日々を生きてきたんだよ。高校になってはじめて、ほかの人と〔普通に〕接したときに、あ、人間の生活ってこうなんだって知ったよ」。「へぇー、そうだったんだ。でも、病気で、なんで差別されると？　同情されても、差別される意味、なくない？」「病気はなりたくてなったわけじゃないけど、〝ウツル病気だ、隔離をしましょう、差別をしましょう〟と、国が愚かな判断をしたわけ。そういうひどい目に遭った人たちが、まだ生きてるんだよ。ママがおじいちゃんの元に生まれたのは、たぶん使命があるからだと思う。だから、いま、ママは動いてるよ」って、そういう話をした。

〔娘に伝えたかったのは、母がいつも言っていた〕「わたしたちはけっして間違ってない。間違いを犯しているのは、この愚かな国の政策だから、堂々としていなさい」という言葉ですね。

動きだすときがきた

〔一九九六年に「らい予防法」が〕廃止された。だけど、なにも変わらなかった。〔そういう意味で〕自分とは関係なかった。〔ハンセン病元患者の人たちが訴えた二〇〇一年の熊本地裁判決のときも〕テレビで見ました。でも、そのあとのことは、どうするんだ、って思ってましたね。〔やはり差別を受けてきた〕家族がいるのに、どうするの？って。なにも変わらなかったですよね。

父たち〔病歴者〕が国から〔ひどいことを〕されたのは、もう、わかりきったことだけど、わたしたち家族が受けた差別は、一般〔社会〕全体からでしょ。そこが〔みんなに〕わかってもらわないと、〔いつまでも〕このまんまですよ。自分たちが悪いことしたわけでもなんでもないのに、〔病歴者の親の元に〕生まれてきただけで、差別が当たり前にされてきた。こんな理不尽はない。理不尽なことは正さなきゃいけないでしょ。それを言える場所があったら、言いたいなぁと思ってました。〔それで、今回の家族訴訟では、母とわたしたちきょうだい四人、全員が原告になりました。〕

わたし、仕事の都合で裁判の傍聴には行ってないですが、〔六月二八日の勝訴判決は〕二番目の姉からのＬＩＮＥで知ったのかな。そのとき、わたしが動くときが来たなって思いました。〔それで、七月二日の東京の星陵会館の集会に行ったんです。〕あそこで、〔わたしの担当の〕池田泉弁護士《せんせい》に「なにか話してみないですか」と言われて、「話します。自分のことを話せばいいんでしょ」って。あのあと取材依頼がいくつかあって、今度、ＮＨＫのＥテレに出るんです。顔は出さない。声だけです。わたしに姉兄《きょうだい》がいなかったら、顔も名前も出せるんですけど。姉たちは、旦那さんや子どもたちになんにも言ってないですからね。

東京には、七月二四日の〔首相官邸で家族原告たちが〕安倍首相《さん》と会ったときも行きました。会って思ったのは、この手は日本のトップと握手してるんだって、それぐらい（笑）。握手するとき、「〔この世に〕正義があるなら示してください」って、一言だけは言いました。

わたしがこうやって動き出したことに対して、母が喜んでくれました。「よくぞ、やった」と。「とにかく、やりなさい」と。

父は恨まず

〔父を恨まなかったのはなぜか、ですって。〕父からは、自分が家族を守るんだという思いが伝わってきたからです。父がやったこと、愛情がなかったら、ただの虐待ですよ。父の場合は、愛情がありあまってのことだと、それがいま、よくわかる。そのときは歯痒《はがゆ》かったですよ。コイツー、と思ってました。

あの人の子どもでよかったなって思えるのは、溢《あふ》れんばかりの愛情があったからだと思います。姉たちも、あんな暴力ふるう親だけは嫌だと言うかと思ったら、「生まれ変わるんなら、やっぱり、このきょうだいと、あの親でしょ」って言うんですよ。好きでなった病気じゃないのに、国の政策によって、あれだけ人生も変わり、性格も変わり、その悔しさの捌《は》け口《ぐち》をどこにぶつけるかといったら、外面《そとづら》がよかったんで、外に向けられないで、家族に向けられただけ。原因《もと》は国。父を恨むなんか、とんでもないです。それを少しずつわからせてくれたのが、母でした。

いま、自分が動くことで、何が変わる?って言われたら、変わらないかもしれないけど、最低、自分が変わるのは間違いないと思ってます。これまで封印してきたことを、パンドラの箱《あれ》じゃないけど、開けなきゃいけない。

〈偏見差別をこの世から完全に〉なくすことは、不可能だと思うんですよ。じゃ、どうするかといったら、差別をした側が辱めを受ける、恥だと、思えるような環境をつくらなきゃいけないな、と思います。

25
親の毅然とした生き方が負のイメージを超克

二〇一八年三月一六日、熊本地裁での「ハンセン病家族訴訟」第八回期日。この日、原告本人尋問に立ったのは、原告団副団長の黄光男《ファングァンナム》さんであった。黄さんは「小学生のとき、同級生がふざけて〝らい病、鼻、ポロッ〟という仕種《しぐさ》を何度もした。それで恐ろしい病気なのかと感じた」と証言した。それに対して裁判長が「梅毒について、私も〝鼻、ポロリ〟とふざけて言った記憶があるが、梅毒と間違えてるということはないですかね?」と質問する場面があった。この裁判長の不見識きわまりない発言に対して、傍聴席で私の隣に座っていたJさんは、「自分が原告の一人でなければ、あの裁判長を告発してやる」と怒りを隠さなかった。

熊本在住のJさんは、欠かさず裁判の傍聴に来ていた。そのJさんから私たちがお話を聞いたのは、二〇一六年一二月、第二回期日の翌日、熊本市内のご自宅にて。

Jさん(男性)は、一九五六年生まれ(聞き取り時点で六〇歳)。前章のFさんと同じく、熊本の菊池恵楓園《きくちけいふうえん》の近くの群《むれ》という集落で生まれている。

なんでも話してくれた両親

親父〔もだけど〕、おふくろは、こっちが聞いたら、ちゃんと全部答えてくれる人でした。親父も、長島《ながしま》〔愛生園《あいせいえん》にいたとき〕のことを、けっこう、おもしろおかしく話してくれましたね。

旧制中学生のときに発病した父親

親父は大正六年（一九一七年）〔の生まれ〕。〔発病したのは〕旧制中学二年、一四、五歳ぐらい。家は〔鹿児島県の〕鹿屋《かのや》でもけっこう裕福で、料亭みたいなことをやってたらしい。親父は「発病しなかったら、おれは鹿児島の第七高等学校から帝大へ行ってたんだ」とかなんとか言ってましたね。変な斑紋が出て、なんだろなんだろって、父親があちこち病院に連れていったりして。それでもわかんなくて。だけど、どうもこれは怪しいな、あの病気じゃないか、というふうに思いだして、家を飛び出した。熊本に行き、福岡にも行き、最終的には、〔人から〕「岡山のほうに、こういう病気の人ばっかりがいる天国みたいなところがあるらしいぞ」と〔教えられて〕自分で〔長島愛生園に〕行ったんですよ。だから、親父の場合は、強制収容でもなんでもない。

お父さんは年に何回もお金を仕送りしてくれて。〔それも、地元の郵便局ではなく〕とんでもなく遠い郵便局から為替《かわせ》で送って。ばれないようにですね。〔あのうちの坊ちゃんは行方不明になったということで〕押し通したらしい。

〔親父が愛生園にいたのは〕終戦までですね。青春時代のほとんどを長島で〔過ごした〕。学校を途中で辞めることになったから、自分で勉強したらしい。〔宗教は〕カトリック。〔長島で〕自分がいちばん信頼するというか、いろいろ教えてくれた人がカトリックで、それで〔信者に〕なったらしい。

〔日本が戦争に負けて〕日本はどうなるんだろう、こんなとこ、もういたくないと思って、脱走したらしい。船小屋の番人が寝てるときに、艫綱《ともづな》を外して、その舟に乗って、本土へ渡ったらしい。

それで、カトリックだから、神山復生《こうやまふくせい》病院を訪ねたんですね。〔復生病院では〕詩を書いている。〔親父の〕園名《びょういんめい》は藤井俊夫です。『ハンセン病文学全集』にも親父の詩が載ってます。〔外の〕同人誌みたいなのに〔自分の詩を〕出して、それで、おふくろとのつながりもできたらしい。おふくろは童話を書いてました。『赤いポストと雪だるま』は、おふくろが書いた童話です。

ぼくに言わすと、親父は気は短いし、怒りん坊で、あんまり性格的には詩を書くような感じには見えなかったけどね。小学校のとき、学校の宿題、教えてくれるのはいいけど、間違うと、すぐ叩《たた》くんですよ。「おれの息子が、なんでわかんないんだ」って。

四谷のイグナチオ教会で挙式

おふくろは、大正一三年（一九二四年）に〔東京の〕青梅《おうめ》で生まれて。親父は〔おふくろが自分に惚《ほ》れたって〕言ってましたけど、〔おふくろは〕「何言ってんの。私は兄のつれあいと相性《あれ》が悪くて、家を飛び出たかっただけよ」って。四谷《よつや》のイグナチオ教会で、ヘルマン・ホイヴェルスという有名な司祭が式を挙げてくれて。昭和二八年（一九五三年）かな。おふくろのほうの〔家族親戚や〕友達は、ほとんど反対。

結婚式挙げて、そのまま夜行列車で熊本に来てるんですよ。〔星塚《ほしづか》〕敬愛園《けいあいえん》じゃ、親父の地元だからまずいと、柵《しがらみ》のない熊本の恵楓園を選んだらしい。で、〔おふくろも恵楓園に一緒に〕入ったんですね。〔恵楓園には〕けっこういますよ、まったく病気じゃない人が。

恵楓園近くの朝鮮人部落で生まれ育つ

小さいころのことを覚えてますけど、まわり、朝鮮の人たちの部落だったんですよ。恵楓園からちょっと田舎のほうに行った群《むれ》に、親父とおふくろは、おれが生まれるというんで、ちっちゃな家を借りた。竹藪《たけやぶ》がずうっとまわりにあって。風が吹くと、竹がゴウゴウと揺れる。それが怖かったですね。朝鮮の人が六軒ぐらいあったかな。子どもがいっぱいいて、一緒に遊びましたね。

朝鮮の人は闇酒《やみざけ》を造る。造ったらすぐ、税務署が来て持っていく。一月《ひとつき》ばかししたら、またやりはじめる。子ども心に、逞《たくま》しいなと〔思ってましたね〕。親父やおふくろは、「むこうの人がつくる朝鮮漬けは、やっぱり、うまいわぁ」って。よく持ってきてくれたんですよ。日本語《ことば》は話せるけど、字が書いたり読んだりできない。それで、よくおふくろのところに来てましたね。書いてもらいにとか、読んでもらいに。

鶏や豚を飼う

〔群で暮らすようになってからは、親父は〕ときどき〔恵楓園に〕通う。ちょっと治療に行くとか、親父は「配給だ」と言ってたけど、そんなのがあって。

おふくろは親父と二人で、土地を借りて、鶏を飼ったり豚を飼ったり、いろいろやりましたね。おれの記憶では、〔園の入所者と〕共同でやったんじゃないかな。けっこう元気な入所者《ひと》がいっぱいいたんですよ。〔親父も〕あのころは若くて元気だったし、手が少し曲がってる程度で、顔もほとんど〔後遺症が〕なかった。

〔親父は恵楓園に〕籍はずっとありました。ぼくも、小学校のときは、親父やおふくろに連れられてよく遊びに行ってましたよ。〔みなさん〕歓迎してくれて、いろんなものを食わしてくれて。とくに教会関係の人が多かったけど。〔私自身、カトリックです。〕幼児洗礼。

〔親父が恵楓園の患者だっていうの〕わかってました。〔嫌われる病気だってことも〕わかってましたね。でも、おふくろは「おまえのパパは、偉い人なんだよ。あの体であれだけやってるんだから」ってことをずっと言ってました。ぼくは弟が一人いるけど、家族四人はすごく仲良かったですね。濃密な家族関係でした。

山林原野の掘っ建て小屋でランプ生活

小学校に入る年に、黒石ってとこに引っ越し。いまは開けてるけど、〔当時は〕すごい山の中。安い土地を購入して、家は〔親父が〕自分で建てたんです。恵楓園には大工の人も何人もいて、そういう人たちにも手伝ってもらって。

最初は掘っ建て小屋。〔寝て〕こう見ると、星が見えるんです。それで、なんとか二部屋ぐらいの家ができて。ランプ生活。磨かせられたけど、おれ、楽しかったイメージありますね。そこでは、ずうっと養豚ですね。遊びたかったけど、餌《えさ》をやる手伝いをさせられました。

あのころはみんな貧しかったけど、〔うちはとくに〕貧しくて、あちこち連れていってもらえなかった。〔その代わり〕年に一回、恵楓園のバス旅行があって、親父が園の人に「子どもも連れていきたいけど」って頼んで、天草あたりまで連れていってもらいました。園でバスに乗ると、「やっぱり、おまえ、見つかっちゃまずかろうから、頭を下げとけ」って言われましたね。

「こいつの父ちゃんはらい病」と差別される

小学校三年のとき、ひとつ上の学年の子が何人も引き連れておれの教室に来て、「こいつの父ちゃんはらい病で、触ったらウツルって、わたしの母ちゃんが言ったけん、触ったらいかん」って、そんなことをいきなり言い出した。まわりの子たちは唖然《あぜん》としてました。〔ぼくから離れていった子も〕いますね。〔ひどいことを〕言ってきたのも、二人ぐらいいたかな。〔教師はこのイジメを〕知ってたけど、対応してくれた記憶はまったくない。ぼくは、一カ月ぐらい、学校に行けなかったですね。

おふくろはすごく心配して、先生のとこに言いに行ったんじゃないかな。おふくろは、教師にも断然抗議するような人でしたからね。教師がタジタジとなるぐらいの頭があったんですよ。〔差別を煽動《せんどう》した子は〕地元の子。歯を剝《む》き出しにして、すごい顔して。いまでも顔を覚えてる。あいつだけは、絶対許さん、という気持ちはいまでもあります。

〔小三のイジメの〕あとは〔差別された体験は〕ないですね。わりと、おれ、おとなしくしているタイプの子どもじゃなかった。相撲大会でも、おれよりでかいやつを投げ飛ばしたし、水泳と走るのも得意だったから。

教師にもいろいろ、言いにくいことも言うし。だから、高校に入ってもそうだったけど、ぼくのことを気に入ってくれる教師と、嫌うのと、極端にどっちかでしたね。ただ、自分で言うのもあれだけど、小学校のとき、読書感想文で文部大臣賞をもらったんですよ。小さいときから、そういうふうな本はうちにありましたしね。おふくろは、ずっと童話を書いてましたね。『ごんぎつね』の〔作者の〕新美南吉《にいみなんきち》さんと一緒に〔童話が〕雑誌に載ってたみたいです。

父親の病歴を隠さず

〔父親の病歴のことは〕わざわざ〔人に〕言うことでもないけど、親しくなったのには、ふつうに言ってましたね。とにかくおふくろの影響で、人の出自だとか家柄だとか、そんなことは問題にすることじゃないんだと、ずっと思ってましたからね。それで、友達関係が崩れたりしたことはない。

うちに遊びに来りゃあ、親父のことを見れば、手が悪いのはわかるし。〔住んでいた〕西合志《にしこうし》あたりだと、ここらへんであいう感じの手だと、恵楓園《あそこ》の病気の関係の人間だということは、わかるんですよ。〔結局、おれに〕面と向かって、そういうことを言うやつはいませんでしたよ。

地域の区長もしたおふくろ

〔近隣との付き合いでは〕おふくろ、頼まれて、区長もやりました。公民館で集会があると、おふくろが意見を求められて、堂々とちゃんと言うんですよね。一目置《いちもく》かれてたみたいです。〔みんな、親父の〕病気のことはわかってるけど、〔あんまり嫌う人は〕いなかったですね。いろいろ相談事をもちかけてくる人もいましたね。

こっちに来てからも、〔群の〕朝鮮の人たちと、親父たちは付き合ってました。〔あの人たちが北朝鮮に〕帰ったときは、おれも、親父やおふくろに連れられて、熊本駅まで送っていきました。〔また〕近くに、教会がやってる孤児院があって。やたら厳しくて、おふくろは〔子どもたちが〕かわいそうでたまらんって言ってました。おふくろがよくかわいがるから、うちへも遊びに来てました。中学を出て、北九州だかに働きに行って、正月休みには、お土産を持ってうちに来てました。

親戚とは疎遠なまま

中学一年ぐらいかな。夏休みに家族でどっかへ行こうという話になって、オンボロ車で鹿児島に行くかと。そのとき親父は〔家を出てから〕はじめて、実家に帰った。敬愛園に泊まって、親父が一人で兄貴のとこに行ったみたい。実家に寄ってみたら、商売替えしてて、親父は憤慨してた。それ以来、いっさい付き合いなし。

おふくろのほうは、〔ぼくらが小さかったときは〕子ども服を送ってくれたりとかしてたですけどね。

高一で戦火のベトナムに行く

おふくろにはずっと「あなたは神学校に行って、神父様になりなさい」って言われてました。〔自分でもその気に〕なりましたね。〔とりあえず〕高校は県立の済々黌《せいせいこう》高校に行った。遠かったな。自転車で一時間近くかかりました。学校から帰ったら、親父の仕事の手伝い。

本が好きで、中学校のときはもう、吉本隆明《よしもとたかあき》とか谷川雁《たにがわがん》とか、あんなのばっか読んでて。高校に入って、〔北山修《きたやまおさむ》の〕「戦争を知らない子供たち」って歌があったじゃないですか。おれは戦争というものがどういうものだか見たい、と。金もないし、どうやって行けばいいか。沖縄からずっと島づたいに、船に乗せてもらって行けばいいだろうと思って。

高一の夏休み、〔親には〕「ちょっと旅行に行ってくる」とだけ言って。鹿児島までは電車で行って。石垣島からは、日本の船じゃなかったと思う。言葉がぜんぜんわかんなかった。身振り手振りで、なんでも手伝うからと。ベトナム近くまで乗せてくれました。その船、まともな船じゃなさそうでした。自動小銃がそこらへんにあるし。

何度か危ない目に遭いました。ベトナムは貧乏な国なので、竹槍《たけやり》みたいなものを持ってるだけ。

米軍は、コブラっていうでかいヘリコプターから、グルグル回る機関銃で撃ちまくる。当たったら、人は吹っ飛ぶ。怖かったですね。最初は、もう怖くて、足は竦《すく》むし。ほんと、もう、漏らしますね。

だけど、むこうの人、みんないい人で、食わしてくれるし。いつも戦争で危ないのかなと思ったら、のんびりしてるところもあるし。

今度は、帰る算段をするのが大変でした。おふくろの顔が〔思い浮かんで〕、親不孝だったな、おれはここで終わるかなって、何度も思いましたね。ウロウロしてたら、中国か韓国かどっかの言葉だったな、その船の乗組員となんとなく知り合いになって、〔船に〕潜り込ませてもらって。その船で直接、門司《もじ》まで来たのかな。そこからはヒッチハイクで家まで帰った。ひどく怒られましたけどね。

〔高校〕三年のときも、熊大の生協がバイトを募集してて、バイトで稼いだ金でヒッチハイクで北海道へ行った。くそ面白くない受験勉強なんてやりたくなくて飛び出した。このときも三月《みつき》ばかし。

慶応〔の文学部〕に通《とお》ったけど、行かなかった。〔熊大生協に〕学生運動で捕まったりした人がいて、その人にかなり感化された。「大学なんて行ったって、意味ないよ」と。そのころ、親父がだいぶ手も不自由になってきて、おれが手伝ってやるしかないなぁと思って。

教会で知り合った女性と結婚

〔結婚は〕二五のとき。〔彼女は〕二二。教会で知り合いました。〔父親のことは〕女房にも、当然、話しましたね。そのくらいのことで関係が崩れることはないと思ってましたからね。〔彼女の親御さんたちには〕女房が話したみたい。〔結婚に反対しなかった〕みたいですよ。

〔結婚して〕勤めようと思って、豚や鶏の飼料を扱う会社へ行ったら「すぐ来い」って言われて。支店長が〔ぼくを〕気に入ってくれて。二年目に、その支店長と一緒に恵楓園の横を通って。「このへんはちっとも発展しませんね」と言ったら、支店長が「いやあ、アレがあるからだよ」って言うんですよ。それ聞いて、支店長にガッカリして、辞めました。

それから仕事、ずいぶん変わりましたよ。女房はずうっと看護師をやってます。女房のほうが〔生活を〕支えてくれてるんですね、偉いです。

子どもたちが生まれたときには、親父、親指とこのぐらいしか指が残ってませんでしたから、見ればすぐわかる。だから〔子どもたちは〕当然知ってますね。で、女房が、なにかの機会に、ちゃんと話したんじゃないですかね。

追記

二〇二三年春、国立ハンセン病資料館は「ハンセン病文学の新生面――『いのちの芽』の詩人たち」の企画展を実施。「一九五三年、らい予防法闘争のさなか刊行された大江満雄編『いのちの芽』（三一書房）」を七〇年ぶりに復刊した。この詩集の末尾に「藤井俊夫」名の詩、「海」と「雪の朝」の二編が収録されている。編者の大江満雄の評言には、「修道士的な生活の中で詩作」「神にとらわれたもののつぶやきとしてみるべき」とある。息子のJの語る父親像とは重ならない。カトリック系の療養所で生きることと、そこから抜け出して結婚し子どもを育てる生活との違い、と言えようか。

あとがき

時代の変化を決定的に刻印づける歴史的な出来事の現場を生き抜いたひとに、じかに出逢《であ》えて、お話を聞くことができたとき、興奮でちょっと身が震えてしまう。

本書第1章の語り手Aさんは、一九四〇年（昭和一五年）七月、ハンセン病罹患者《りかんしゃ》とその家族が住まう熊本の「本妙寺部落《ほんみょうじ》」を官憲が襲ったとき、その場に五歳でいた女の子であった。第2章の語り手Sさんは、一九四一年（昭和一六年）に群馬県草津の「湯之沢部落《ゆのさわ》」が解散させられたとき、そこにわずか一歳でいた女の子であった。

過酷な修羅場を生き抜いたサバイバーと相対して、じっくりとお話を聞いていくとき、聞き手にとって、その事件のもつ意味が鮮烈に変わる。うっかりといえばうっかりだったのだが、わたしは、それまで、「本妙寺事件」にしても「湯之沢解散」にしても、隔離政策を推進する権力の側にとって、ハンセン病患者が社会のなかでのうのうと暮らしているなど見過ごしにできない、療養所に隔離収容しなければならないと、固い決意のもとに仕出かした二つの事件、というふうに理解していた。そんなものではなかったのだ。

どちらの現場にも、幼い子どもたちが病歴をもつ親たちと一緒に暮らしていた。ときの国家権力は、それが許せなかったのだ。これらの事件は、ハンセン病患者には子産み子育てというリプロダクティブライツは絶対に認めるわけにはいかない、という不退転の国家意志の具体的な表明にほかならなかったのだと、わたしはあらためて得心させられた。

わたしがハンセン病問題を学びはじめた二〇年前、ハンセン病に対する国の種々の施策のうち、「政策」の語を用いて語られるものが、二つあった。ひとつは「強制隔離絶滅政策」、いまひとつは「優生政策」であった。前者は、ハンセン病患者は療養所に閉じ込め、そこで、らい菌とともに死んでいってもらう。後者は、ハンセン病患者には、子どもを産むことは許さない。――正直なところ、そこまで露骨な国家意志が形成されていたと決めつけるのはいかがなものか、と思いもしたものだ。しかし、生き証人が目の前にいるとき、そういう感慨は、甘い、甘い。現実ははるかに凄《すさ》まじかったのだ、と思い知らされた。

＊　＊　＊

第15章の語り手、一九五一年生まれのカズエさん（仮名）。彼女の場合、明治生まれの祖父が多磨全生園《たまぜんしょうえん》に収容されていた。病歴者の孫にあたる。一九七二年（昭和四七年）に生まれた娘がハイハイをしていたとき、夫がしばらく家から姿を消していたと思ったら、オジを名乗る人物が一族一〇人ぐらいを引き連れて押しかけてきて、「おまえらなんか、家族皆殺しにしたって、いいだぞ」「このうちの家族、みんな殺したって、べつに罪にならん」とがなり立てる。一緒についてきていた夫は、一言も発せず。そして、あとから〝自分としては結婚生活を続けたい〟と言ってくる。

わたしは、「ハンセン病家族訴訟」で裁判所に「意見書」を提出したが、そのなかで、ハンセン病に係る偏見というのは、俗にみんなが思い込んでいるような、個々人の内面の問題などではけっしてなく、社会レベルに、個々人に外在するかたちで存在する《集合的意識としての偏見》の問題なのだと論じた。そのような問題のとらえ方をしたあとで、カズエさんの体験談を聞いたのだが、自分の概念化がまさに正しかったと確信を強めた聞き取り事例であった。

一般に、泥棒などの悪事をはたらく者は、こそこそと、ひとにみられてはならないものとして、それを為《な》す。しかるに、差別だけは、差別するほうが、公然と威張っている。まわりのみんなが自分の味方だ、みんなが自分の言動に同調するに決まっているとの思い込みが、揺らぐことはない。これが個々人に外在する《集合的意識としての偏見》の機能である。ひとがひとを差別するのはよろしくないと思っている人でも、《集合的意識としての偏見》を後《うし》ろ楯《だて》に、忌避・排除は当然との言説をまくし立てる差別者の、その剣幕《けんまく》に気圧《けお》されて、差別反対の明確な意思表示ができない、しないままに、その場をやり過ごしてしまう。その一例が、カズエさんの語りに登場する元夫だ。妻の祖父がハンセン病だったからといって、妻と幼い子どもたちと別れたいとは思っていない。しかし、差別を煽動《せんどう》するオジにはなにも言えない。

〝自分は差別はいけないと思う。自分はひとを差別するような人間ではない〟と思っている、一見「いい人」がいくら増えようと、それだけでは、傍観という名前の、あるいは、加担という名前の「加害行為」の担い手が増えるにすぎない。それでは、とうてい、偏見差別はなくせない。

――わたしは、そう考えている。

＊　＊　＊

第16章の、家族原告番号「21番」さんの語りに登場する、中学校のときの女性の担任教師と校長先生。「21番」さんから、小学校三年のときから苛《いじ》められつづけてきたのが、中学三年のときに出会った担任の先生のおかげで、ある日を境に苛めがパタッと止《や》んだという話を聞いたとき、わたしは、ああ、彼の目の前で〝偏見差別の魔法が解けていった〟んだなと、ワクワクする気持ちになった。

偏見差別をなくすには、これからの社会を担っていく子どもたちに、学校の先生は何を教えればいいか、教師としてどうふるまえばいいかのロールモデルを、いきいきとしたかたちで呈示してくれている。偏見差別をなくす営みのうえで、教師は無力ではない。こんなすごいことができるのだ。

全国の先生たちが、「21番」さんの語りに登場する担任の先生、そしてその先生の問題提起を受け止めた校長先生を手本として、人権教育に本気で取り組んでいけば、偏見差別はなくせるのだ、と、心から思えた聞き取りであった。

＊　＊　＊

わたしは、わたしが聞き取った一つひとつの語りから、こうやって、その先の物語を一つひとつ紡いでいくのが楽しい。

でも、これ以上、わたしの読み取りをここで披露してしまうことは控えようと思う。そんなことをしたら、読者のみなさんの自由な読み解きの邪魔だてをすることになってしまうだろう。

読者のみなさんには、本書に収録した二五の語りを読んで、そこから、自分なりに、あれやこれや、いろんなことを汲《く》み取ってほしい。

＊　＊　＊

と言いつつ、もうひとつだけ。

第22章の語り手のN子さんは、ハンセン病家族ではなく、病歴者本人で、療養所での暮らしも外の社会での暮らしも体験してきた人だが、彼女がまだ一〇代のとき、再発して、大阪から御殿場にある私立の療養所、神山復生《こうやまふくせい》病院に送られるとき、襟が真っ黒に汚れている黴臭《かびくさ》い布団のベッドの小屋に泊められたというエピソードを語っている。彼女自身は、この家が、元大阪府職員の大浜文子女史が藤楓《とうふう》協会のバックアップで運営していた「赤川寮」であったとは言明していないが、そこが、第8章の語り手、中島洋一さん（仮名）が母親代わりの大浜女史に育てられていた「赤川寮」であることは、明らかである。

こんな感じで、ある人の語りと別の人の語りが、思いもかけず交差して、ハンセン病問題のあちこちの現場の情景を彩り鮮やかに、聞き手であるわたしたちの前に展開してくれるとき、ああ、これが聞き取り調査の醍醐味《だいごみ》だなぁと、つくづく思うときがしばしばある。

＊　＊　＊

わたしは、二〇〇一年の「らい予防法違憲国賠訴訟」の勝訴判決を受けて設置された「ハンセン病問題に関する検証会議」の検討会委員の役割を、二〇〇三年春、ハンセン病問題の被害当事者サイドからの依頼によって引き受け、ハンセン病療養所入所者の方たちの聞き取りに従事するようになった。二〇〇四年秋からは、当時、埼玉大学の博士後期課程の院生だった黒坂愛衣にも、ハンセン病家族の方たちの聞き取りに参加してもらった。以来、ひたすら、わたしたちはハンセン病回復者のみなさん、その家族のみなさんからの聞き取り調査を積み重ねてきた。

そうするなかで、ハンセン病に罹《かか》りながら生涯、療養所に入所することのなかった「非入所」の母親をもつ男性が、二〇一〇年に単独で国を相手どって提訴した「鳥取訴訟」（この裁判は不当にも敗訴に終わったのだが）にも、二〇一六年、熊本地裁に二六〇人を超える原告が提訴した「ハンセン病家族訴訟」にも、わたしたちは深くかかわることになった。

裁判所への「意見書」提出などの傍ら、広く世の中の人々に知ってほしいと、岩波書店の月刊誌『世界』に「ハンセン病回復者の語り・家族の語り」と題する全一一回の短期連載を、福岡と黒坂のリレー執筆で書き終えたとき、まだまだ多くの、伝えたいハンセン病家族たちの声が手許《てもと》にあった。たまたま、韓国のハンセン病療養所、ソロクト在住の詩人、姜善奉《カンソンボン》著（川口祥子訳）『小鹿島《ソロクト》の松籟《しょうらい》』の出版記念会が京都で開かれることになり、韓国で二度お会いしたことのある姜善奉さんが来日されるというので、わたしもそこに出席したとき、版元の解放出版社の編集者の小橋一司さんとお会いした。こういう出逢いでできる縁というのはありがたい。小橋さんにお願いしたところ、月刊誌『部落解放』への連載を快諾していただけた。

連載の第一回は、二〇二〇年一一月号に掲載された。毎月毎月、二年を超えて、計二五回の連載を書きつづけるのは、けっこう大変な作業ではあったが、一つひとつの原稿に、自分なりの思いを込めて書き綴《つづ》ったつもりである。二五回目の最終回の原稿が載った二〇二三年四月号が手許に届いた直後に、わたしは小橋さんに、この連載を一書に編んで貴社から出版していただけないかとお願いした。

じつは、わたしが社会学者として差別問題研究にかかわった発端は、東大の大学院博士課程に在学中に、「狭山事件弁護団」（まだ「狭山事件再審弁護団」ではなかった）の依頼を受けて、社会心理学者の南博先生、心理学者の山下恒男さんと一緒に調査に従事し、一九七七年七月に、上告棄却決定を出す直前の最高裁に「上告趣意補充書」を提出したことに始まる。だから、わたしの部落問題とのかかわり、部落解放運動を闘ってこられたみなさんとのつきあいは、四七年になる。それでもなぜか、これまでは、解放出版社から拙著を出していただく機会には恵まれなかった。一冊は解放出版社から出してほしいなと思っていたので、その気持ちをお伝えしたところ、これまた快諾していただいて、いま、こうして、『聞き取り　もうひとつの隔離』を解放出版社から出していただけることになった。ほんとうにうれしく思う。小橋一司さん、お世話になりました。ありがとうございます。

＊　＊　＊

ハンセン病問題での聞き取り調査は、ここ二〇年、共同研究者の黒坂愛衣さん（現、東北学院大学教授）と二人三脚でやってきた。ハンセン病家族訴訟のきっかけのひとつとなった『ハンセン病家族たちの物語』（世織書房、二〇一五年）は、共同でやった調査データをもとに黒坂が単著で書いた。本書は、共同でやった調査データをもとに福岡が単著で書いた。共同研究者の黒坂さんには、長いことありがとう、と言いたい。

最後に、本書は、ＪＳＰＳ科研費１９Ｋ０２１２６（「ハンセン病問題の最終局面に現前する諸課題への社会学的接近」、研究代表者＝福岡安則）の助成を受けた研究成果の一部である。記して感謝する。

わたしは、わたしがハンセン病家族訴訟で熊本地裁に提出した「意見書」のなかで述べた《集合的意識としての偏見》を打ち壊していく最大の手立ては、当事者のみなさんの体験と思いを、できるだけ生のかたちで多くの人が受け取り、当事者とのあいだに《共感性の担保された関係性》をつくりあげていくことだと、かたく信じている。そういう意味で、本書が一人でも多くの人に読まれることを望む。

本書の編集中に大槻倫子《のりこ》弁護士から、第23章「『潜伏期間が長い』の言葉に呪縛されて」の語り手のTさんが、今年一月に亡くなられていたことをお聞きした。享年七三。また一人、今生《こんじょう》では再会できない人が増えた。いまだ、ハンセン病にかかる偏見差別はなくならない。でも、ハンセン病家族訴訟の闘いに参集して声を上げたご自分に納得して、あの世に旅立っていただけただろうか。そうであれば、うれしい。ご冥福を祈ります。

二〇二三年夏　　福岡安則

著者紹介

福岡安則（ふくおか・やすのり）
1947年生まれ。東京大学大学院社会学研究科博士課程単位取得済退学。
埼玉大学名誉教授。博士（社会学）。
部落差別問題、在日コリアン問題などの差別問題の調査研究に従事。
2003年からはハンセン病問題にもかかわり、以下の著作がある。

『栗生楽泉園入所者証言集』全３巻（谺雄二・黒坂愛衣との共編、創土社、2009）
『生き抜いて　サイパン玉砕戦とハンセン病』（話者・有村敏春、黒坂愛衣との共編、創土社、2011）
『質的研究法』（G・W・オルポート著、福岡訳、弘文堂、2017）
『「こんなことで終わっちゃあ、死んでも死にきれん」——孤絶された生／ハンセン病家族鳥取訴訟』（世織書房、2018）
『ハンセン病家族訴訟——裁きへの社会学的関与』（黒坂愛衣との共著、世織書房、2023）

聞き取り もうひとつの隔離
ハンセン病療養所附属保育所に収容された子どもたちの人生

2023年９月30日　初版第１刷発行

著者　福岡安則

発行　株式会社 解放出版社
大阪市港区波除4-1-37 ＨＲＣビル３階 〒552-0001
電話 06-6581-8542　FAX 06-6581-8552
東京事務所
東京都文京区本郷1-28-36　鳳明ビル102Ａ 〒113-0033
電話 03-5213-4771　FAX 03-5213-4777
郵便振替 00900-4-75417　HP https://www.kaihou-s.com/

印刷　萩原印刷株式会社

ISBN978-4-7592-6814-0　NDC360　334P　19cm
定価はカバーに表示しています。落丁・乱丁はお取り換えいたします。

障害などの理由で印刷媒体による本書のご利用が困難な方へ

本書の内容を、点訳データ、音読データ、拡大写本データなどに複製することを認めます。ただし、営利を目的とする場合はこのかぎりではありません。

また、本書をご購入いただいた方のうち、障害などのために本書を読めない方に、テキストデータを提供いたします。

ご希望の方は、下記のテキストデータ引換券（コピー不可）を同封し、住所、氏名、メールアドレス、電話番号をご記入のうえ、下記までお申し込みください。メールの添付ファイルでテキストデータを送ります。

なお、データはテキストのみで、写真などは含まれません。

第三者への貸与、配信、ネット上での公開などは著作権法で禁止されていますのでご留意をお願いいたします。

あて先

〒552-0001 大阪市港区波除4-1-37 HRCビル3F 解放出版社

『もうひとつの隔離』テキストデータ係

テキストデータ引換券
『もうひとつの隔離』
6814